Lucia Gould

Wege zur Elternschaft

Natürliche Wege zur Empfängnis

tredition

Druck und Distribution im Auftrag des Autors
tredition GmbH, Heinz-Beusen-Stieg 5, 22926 Ahrensburg, Deutschland

Inhaltsverzeichnis

I. Verständnis der Fruchtbarkeit

Grundlagen der menschlichen Fruchtbarkeit

Wir begeben uns auf die Reise zum Verständnis des komplexen und faszinierenden Bereichs der Fortpflanzungssysteme und erforschen die komplizierte Funktionsweise der männlichen und weiblichen Anatomie. Von der entscheidenden Rolle der Hormone im Fortpflanzungsprozess bis hin zum empfindlichen Gleichgewicht, das für eine optimale Fruchtbarkeit erforderlich ist, erforschen wir die verschiedenen physiologischen Herausforderungen, die sich auf die Fähigkeit zur Empfängnis auswirken können. Begleiten Sie uns durch die Wunder des Menstruationszyklus und erfahren Sie mehr über dessen Phasen, die Bedeutung des Eisprungs und die einflussreiche Rolle von Hormonen wie Östrogen, Progesteron, FSH und LH. Erforschen Sie die Faktoren, die sich auf die Fruchtbarkeit auswirken können, vom Alter und hormonellen Ungleichgewichten bis hin zu Lebensstil und Umwelteinflüssen. Entschlüsseln Sie die Geheimnisse der männlichen Unfruchtbarkeit, indem Sie die genetischen Ursachen, hormonelle Ungleichgewichte, Umweltfaktoren und Einflüsse der Lebensweise untersuchen. Letztendlich enträtseln wir das komplizierte Geflecht der Hormone bei der Fruchtbarkeit, heben die Bedeutung des hormonellen Gleichgewichts hervor und bieten Einblicke in natürliche Strategien zur Erhaltung der hormonellen Gesundheit.

Anatomie und Physiologie der Fortpflanzungsorgane

Das männliche Fortpflanzungssystem ist ein komplexes Netz von Organen und Drüsen, die für die Produktion, Speicherung und Abgabe von Spermien zuständig sind. Zu den wichtigsten Organen gehören die Hoden, die sich im Hodensack befinden. Die Spermienproduktion, die als Spermatogenese bezeichnet wird, findet in den Hodenkanälchen statt und wird durch Hormone wie das follikelstimulierende Hormon (FSH) und Testosteron gesteuert.

Im Gegensatz dazu ist das weibliche Fortpflanzungssystem für die Eizellenproduktion, die Befruchtung, die Einnistung, die Trächtigkeit und die Geburt eines Kindes zuständig. Zu den wichtigsten Strukturen des weiblichen Fortpflanzungssystems gehören die Eierstöcke, die Eileiter, die Gebärmutter und die Vagina. Der Eisprung ist ein entscheidendes Ereignis, bei dem eine Eizelle aus dem Eierstock in den Eileiter freigesetzt wird und das fruchtbare Fenster für die Empfängnis markiert. Hormone wie Östrogen und Progesteron spielen eine wichtige Rolle bei der Regulierung des Menstruationszyklus, einschließlich des Eisprungs und der Menstruation.

Verschiedene physiologische Probleme können die Fruchtbarkeit bei Männern und Frauen beeinträchtigen. Bei Männern können Probleme wie niedrige Spermienzahl, schlechte Spermienbeweglichkeit oder strukturelle Probleme in den Fortpflanzungsorganen die Fruchtbarkeit beeinträchtigen. Bei Frauen können Erkrankungen wie das polyzystische Ovarsyndrom (PCOS), Endometriose oder ein unregelmäßiger Eisprung die Fruchtbarkeit beeinträchtigen. Das Verständnis der Feinheiten des männlichen und weiblichen Fortpflanzungssystems, der Rolle der Hormone bei der Fortpflanzung und der potenziellen physiologischen Herausforderungen, die sich auf die Fruchtbarkeit auswirken können, ist von entscheidender Bedeutung für Menschen, die ihre Chancen auf eine Empfängnis verbessern wollen.

Menstruationszyklus und Eisprung

Der Menstruationszyklus ist ein komplexer, rhythmischer Prozess, der sich bei Frauen in der Regel über einen Zeitraum von etwa 28 Tagen erstreckt. Er besteht aus vier Hauptphasen: der Menstruationsphase, der Follikelphase, der Ovulationsphase und der Lutealphase.

Während der Menstruationsphase, die den Beginn des Zyklus markiert, wirft die Gebärmutter ihre Schleimhaut ab, wenn im vorherigen Zyklus keine Befruchtung stattgefunden hat. Danach beginnt die Follikelphase, in der die Follikel in den Eierstöcken heranreifen und sich auf die Freisetzung einer Eizelle vorbereiten.

Die Ovulationsphase ist ein kritischer Zeitraum, in dem hormonelle Veränderungen die Freisetzung einer Eizelle aus dem Eierstock anregen. In dieser Zeit ist die Wahrscheinlichkeit einer Empfängnis am größten, da die Eizelle durch den Eileiter zur Gebärmutter wandert.

Nach dem Eisprung setzt die Lutealphase ein, die durch die Ausschüttung von Hormonen gekennzeichnet ist, die die Gebärmutterschleimhaut in Erwartung einer befruchteten Eizelle stützen. Kommt es nicht zur Befruchtung, sinkt der Hormonspiegel und löst die Menstruation und den Beginn eines neuen Zyklus aus.

Hormone wie Östrogen, Progesteron, follikelstimulierendes Hormon (FSH) und luteinisierendes Hormon (LH) spielen eine wichtige Rolle bei der Steuerung dieser Phasen und der Erhaltung der reproduktiven Gesundheit.

Der Eisprung selbst ist ein Schlüsselereignis im Menstruationszyklus und stellt das fruchtbare Fenster für die Empfängnis dar. Die Kenntnis der Anzeichen und Symptome des Eisprungs, wie Veränderungen der Konsistenz des Zervixschleims, der Basaltemperatur und Eisprungschmerzen, kann Frauen helfen, ihre fruchtbarsten Tage zu bestimmen.

Wenn Frauen älter werden, können der Menstruationszyklus und der Eisprung durch Faktoren wie hormonelle Veränderungen und nachlassende Eizellenqualität beeinflusst werden, was zu Schwankungen in der Zykluslänge und dem Zeitpunkt des Eisprungs führt. Dies kann sich auf die

Fruchtbarkeit auswirken, weshalb es für Frauen wichtig ist, sich dieser Veränderungen bewusst zu sein, während sie sich auf ihrem Weg der Fortpflanzung befinden.

Faktoren, die die weibliche Fruchtbarkeit beeinflussen

Mit zunehmendem Alter nimmt das Fruchtbarkeitspotenzial aufgrund verschiedener Faktoren, die eine erfolgreiche Empfängnis verhindern können, ab. Bei Frauen ist dieser Rückgang vor allem auf die abnehmende Quantität und Qualität der Eizellen zurückzuführen, wenn sie sich den späten 30ern und darüber hinaus nähern. Das hormonelle Gleichgewicht, insbesondere die Regulierung von Östrogen und Progesteron, spielt eine zentrale Rolle im Eisprungprozess. Störungen in diesem Hormonhaushalt können den Eisprung, einen wichtigen Schritt zur Empfängnis, behindern.

Unter den Erkrankungen, die den Eisprung beeinflussen, sticht das polyzystische Ovarialsyndrom (PCOS) aufgrund seiner Auswirkungen auf die Regelmäßigkeit und Qualität der Eizellfreisetzung hervor. Diese häufige Erkrankung kann zu unregelmäßigen Menstruationszyklen und in schweren Fällen zu einem Eisprung führen, was die Chancen auf eine Empfängnis erschwert.

Auch das Körpergewicht und der Ernährungszustand beeinflussen die Fruchtbarkeit erheblich. Übergewicht und Untergewicht können die Hormonproduktion und den Hormonhaushalt stören und zu einem unregelmäßigen oder ausbleibenden Eisprung führen. Eine optimale Ernährung ist für die Unterstützung der reproduktiven Gesundheit und der Hormonregulierung unerlässlich.

Psychischer Stress ist ein weiterer entscheidender Faktor, der die Fruchtbarkeit beeinflussen kann. Chronischer Stress kann das empfindliche hormonelle Gleichgewicht stören, das für den Eisprung und die Einnistung erforderlich ist, und so die Chancen auf eine erfolgreiche Empfängnis verringern.

Darüber hinaus können Lebensgewohnheiten wie Rauchen, übermäßiger Alkoholkonsum und Drogenkonsum die Fruchtbarkeit bei Männern und Frauen beeinträchtigen. Diese Substanzen können sich negativ auf den Hormonspiegel, die Qualität der Eizellen, die Gesundheit der Spermien und das gesamte reproduktive Umfeld auswirken und so die Möglichkeit einer Empfängnis behindern.

Häufige Ursachen für männliche Unfruchtbarkeit

Männliche Unfruchtbarkeit ist ein komplexes Problem, das durch verschiedene Faktoren verursacht werden kann und die Fähigkeit eines Mannes, ein Kind zu zeugen, beeinträchtigt. Wenn man über männliche Unfruchtbarkeit spricht, ist es wichtig, den Begriff selbst und die zahlreichen Ursachen zu verstehen. Genetische Ursachen für männliche Unfruchtbarkeit können auf Chromosomenanomalien oder Genmutationen zurückzuführen sein, die die normale Spermienproduktion oder -funktion stören. Diese genetischen Faktoren können tief greifende Auswirkungen auf die Fruchtbarkeit eines Mannes und seine Fähigkeit, schwanger zu werden, haben.

Zu den häufigen Faktoren, die zur Unfruchtbarkeit des Mannes beitragen, gehört die Varikozele, eine Erkrankung, die durch das Anschwellen der Venen im Hodensack gekennzeichnet ist, was zu einer erhöhten Temperatur im Hodensack führen und die richtige Spermienproduktion und -qualität behindern kann. Darüber hinaus können hormonelle Ungleichgewichte, insbesondere in Bezug auf den Testosteronspiegel, die männliche Fruchtbarkeit beeinflussen, indem sie die komplizierten Hormonwege stören, die die Spermienproduktion und -reifung regulieren.

Auch Umweltfaktoren spielen bei der männlichen Unfruchtbarkeit eine wichtige Rolle. Die Exposition gegenüber Toxinen, Strahlung, Pestiziden und anderen Umweltschadstoffen kann sich nachteilig auf die Gesundheit und Lebensfähigkeit der Spermien auswirken und möglicherweise zu Unfruchtbarkeit bei Männern führen. Lebensstilentscheidungen wie Rauchen, übermäßiger Alkoholkonsum, schlechte Ernährungsgewohnheiten und ein hohes Maß an

Stress können die Probleme der männlichen Fruchtbarkeit noch verstärken.

Männliche Unfruchtbarkeit ist das Ergebnis einer Kombination aus genetischer Veranlagung, Erkrankungen wie der Varikozele, hormonellen Ungleichgewichten, Umweltgiften und Lebensstilfaktoren. Wenn man diese häufigen Ursachen für männliche Unfruchtbarkeit erkennt und versteht, kann man proaktive Schritte unternehmen, um diese Herausforderung anzugehen und möglicherweise zu überwinden, um seinen Traum von der Elternschaft zu verwirklichen.

Die Bedeutung des hormonellen Gleichgewichts

Hormone dienen als chemische Botenstoffe, die eine Vielzahl von Körperfunktionen, einschließlich der Fruchtbarkeit, regulieren. Das hormonelle Gleichgewicht ist für die reproduktive Gesundheit von entscheidender Bedeutung, da Störungen die Empfängnis sowohl bei Männern als auch bei Frauen behindern können. Bei Frauen kann sich ein hormonelles Ungleichgewicht in Form von unregelmäßigen Menstruationszyklen, ausbleibendem Eisprung oder Schwierigkeiten bei der Entstehung einer Schwangerschaft äußern. Bei Männern hingegen kann ein Ungleichgewicht die Spermienproduktion, -qualität und -beweglichkeit beeinträchtigen und sich somit auf die Fruchtbarkeit auswirken.

Das Wissen um die Auswirkungen eines hormonellen Ungleichgewichts unterstreicht die Notwendigkeit, das Gleichgewicht für eine erfolgreiche Empfängnis aufrechtzuerhalten. Natürliche Strategien zur Förderung des hormonellen Gleichgewichts umfassen Ernährungsanpassungen, Stressbewältigungstechniken wie Yoga und Meditation, regelmäßige körperliche Betätigung zur Verbesserung der Durchblutung und der Hormonfunktion sowie die Minimierung der Exposition gegenüber endokrin wirksamen Substanzen im Alltag.

Zu den proaktiven Maßnahmen für die hormonelle Gesundheit gehören nicht nur eine nährstoffreiche Ernährung, sondern auch ein erholsamer Schlaf, ein mäßiger Alkohol- und Koffeinkonsum und die Beratung durch Gesundheitsdienstleister mit Erfahrung in der Hormonregulierung. Durch die konsequente Umsetzung dieser Maßnahmen kann der Einzelne ein Umfeld schaffen, das ein optimales hormonelles Gleichgewicht begünstigt, wodurch sich die Aussichten auf Fruchtbarkeit verbessern und der Weg zur Elternschaft mit mehr Vitalität und Bereitschaft beschritten werden kann.

Lebensstil und Fruchtbarkeit

Wenn wir in die komplexe Welt der Fruchtbarkeit eintauchen, ist es wichtig, die vielfältigen Faktoren zu erkennen, die eine Rolle für unsere reproduktive Gesundheit spielen können. In diesem Abschnitt werden wir den tiefgreifenden Einfluss der Ernährung auf die Fruchtbarkeit untersuchen. Angefangen bei der Bedeutung einer ausgewogenen Ernährung bis hin zum Verständnis der spezifischen Nährstoffanforderungen für eine optimale Fruchtbarkeit werden wir die zentrale Rolle aufdecken, die Lebensmittel für unsere Empfängnisfähigkeit spielen. Indem wir fruchtbarkeitsfördernde Lebensmittel identifizieren und mehr über die Wirkung von Mikronährstoffen und Antioxidantien erfahren, können wir beginnen, die Kraft der Ernährung zur Unterstützung unserer reproduktiven Ziele zu nutzen. Begleiten Sie uns auf dieser aufschlussreichen Reise, auf der wir die komplizierten Zusammenhänge zwischen unserer Ernährung und unseren Fruchtbarkeitsergebnissen aufdecken.

Auswirkungen von Stress auf die Fruchtbarkeit

Chronischer Stress ist ein allgegenwärtiger Faktor, der das empfindliche Gleichgewicht der Hormone, die für die Fruchtbarkeit entscheidend sind, stark beeinflussen kann. Bei Männern kann Stress den Prozess der Spermatogenese stören, was zu einer Verringerung der Spermienzahl, der Beweglichkeit und der Morphologie führt. Dies kann die Empfängnisfähigkeit beeinträchtigen und sich auf die allgemeine reproduktive Gesundheit auswirken. Bei Frauen sind die Auswirkungen von Stress auf die Fruchtbarkeit ebenso tiefgreifend, da chronischer Stress zu Störungen der Hypothalamus-Hypophysen-Eierstock-Achse führen kann, die den Menstruationszyklus und den Eisprung reguliert. Dies wiederum kann zu Unregelmäßigkeiten beim Eisprung führen, was eine Empfängnis erschwert.

Um diesen nachteiligen Auswirkungen entgegenzuwirken, spielen Techniken zur Stressbewältigung eine wichtige Rolle bei der Verbesserung der Fruchtbarkeit. Praktiken wie Achtsamkeit, Meditation, Yoga und tiefe Atemübungen können helfen, den Stresshormonspiegel zu senken, die Entspannung zu fördern und das allgemeine Wohlbefinden zu verbessern. Durch die Einbeziehung dieser Techniken in die tägliche Routine können die negativen Auswirkungen von Stress auf die reproduktive Gesundheit gemildert und die Chancen auf eine Empfängnis erhöht werden.

Zahlreiche Fallstudien haben die komplizierte Beziehung zwischen Stress und Fruchtbarkeitsproblemen unterstrichen und die Bedeutung der Stressbewältigung auf dem Weg zur Elternschaft hervorgehoben. Diese Fälle erinnern eindringlich daran, welch tiefgreifenden Einfluss Stress auf die Fruchtbarkeit haben kann und wie wichtig es ist, wirksame Strategien zur Stressbewältigung als Teil eines ganzheitlichen Ansatzes zur Verbesserung der reproduktiven Gesundheit umzusetzen.

Die Ernährung ist ein grundlegender Pfeiler im Bereich der Fruchtbarkeit, der die Landschaft der reproduktiven Möglichkeiten für Menschen, die eine Schwangerschaft anstreben, prägt. Eine ausgewogene Ernährung ist nicht nur eine Empfehlung, sondern eine grundlegende Voraussetzung für eine optimale Fruchtbarkeit. Eine Ernährung, die reich an essenziellen Nährstoffen wie Vitaminen, Mineralien und Antioxidantien ist, ist für die Unterstützung der reproduktiven Gesundheit und die Steigerung der Fruchtbarkeit unerlässlich.

Das Verständnis der Feinheiten dieser Ernährungsbedürfnisse liefert wertvolle Erkenntnisse darüber, wie bestimmte Lebensmittel die Fruchtbarkeit positiv beeinflussen können. Bestimmte Lebensmittel sind für ihre fruchtbarkeitsfördernden Eigenschaften bekannt, z. B. Blattgemüse, Beeren, Nüsse, Samen und Vollkornprodukte. Diese Lebensmittel sind reich an essenziellen Nährstoffen, die die Fortpflanzungsfunktionen stärken und die Fruchtbarkeit fördern können.

Mikronährstoffe und Antioxidantien, die reichlich in Obst, Gemüse und mageren Proteinen enthalten sind, spielen eine wichtige Rolle für die Fruchtbarkeit, da sie Eizellen und Spermien vor oxidativen Schäden schützen und die allgemeine reproduktive Gesundheit fördern.

Umgekehrt ist es wichtig, sich von fruchtbarkeitsfeindlichen Lebensmitteln wie übermäßigem Koffein, verarbeiteten Lebensmitteln und Transfetten fernzuhalten, die das hormonelle Gleichgewicht stören und die Fruchtbarkeit beeinträchtigen können.

Die Flüssigkeitszufuhr, deren Bedeutung oft übersehen wird, spielt eine entscheidende Rolle für die Fruchtbarkeit, da sie optimale Körperfunktionen, einschließlich der Fortpflanzungsprozesse, aufrechterhält. Eine ausreichende Wasserzufuhr sorgt dafür, dass die Zellen optimal funktionieren und unterstützt die natürlichen Fruchtbarkeitsrhythmen.

Bei Unfruchtbarkeit ist die Behebung allgemeiner Nährstoffmängel wie Eisen, Folsäure und Vitamin D von größter Bedeutung. Das Erkennen und Beheben dieser Defizite durch Ernährungsumstellung oder Nahrungsergänzungsmittel kann die Fruchtbarkeit möglicherweise verbessern.

Durch eine nährstoffreiche Ernährung, ausreichende Flüssigkeitszufuhr und die Behebung bestehender Defizite kann der Körper optimal funktionieren und eine solide Grundlage für die Fruchtbarkeit schaffen.

Die Rolle der Bewegung bei der Verbesserung der Fruchtbarkeit

Regelmäßige sportliche Betätigung ist nicht nur für die allgemeine Gesundheit von Vorteil, sondern kann auch die Fruchtbarkeit durch verschiedene Mechanismen erheblich beeinflussen. Ein entscheidender Aspekt von Bewegung in Bezug auf die Fruchtbarkeit ist ihre Rolle im Hormonhaushalt. Hormone spielen eine entscheidende Rolle bei der Regulierung des Menstruationszyklus und des Eisprungs, so dass ein ausgeglichener Hormonhaushalt für eine gesunde Fortpflanzung unerlässlich ist. Körperliche Betätigung hilft bei der Regulierung von Hormonen wie Insulin, Cortisol und Fortpflanzungshormonen und fördert so ein günstiges Umfeld für die Empfängnis.

Außerdem wirkt Bewegung als starker Stressabbau, der für die Optimierung der Fruchtbarkeit unerlässlich ist. Chronischer Stress kann sich negativ auf das hormonelle Gleichgewicht und die Fortpflanzungsfähigkeit auswirken. Durch regelmäßige körperliche Betätigung können die Menschen die Auswirkungen von Stress auf ihre reproduktive Gesundheit abmildern und so ihre Chancen auf eine Schwangerschaft erhöhen.

Es ist jedoch wichtig, bei der körperlichen Betätigung auf das richtige Gleichgewicht zu achten. Übermäßiger Sport kann zu Störungen des Menstruationszyklus, hormonellen Ungleichgewichten und verminderter Fruchtbarkeit führen. Optimale Bewegung für die Fruchtbarkeit umfasst in der Regel Aktivitäten mit moderater Intensität wie zügiges Gehen, Radfahren oder Schwimmen für etwa 30 Minuten an den meisten Tagen der Woche. Diese Aktivitäten fördern nicht nur das körperliche Wohlbefinden, sondern unterstützen auch die reproduktive Gesundheit.

Es kann eine Herausforderung sein, sportliche Betätigung in den Tagesablauf einzubauen, aber mit praktischen Tipps lässt sich das leichter bewerkstelligen. Die Planung von Trainingseinheiten zu günstigen Zeiten, die Auswahl von Aktivitäten, die Spaß machen, und die Integration von Übungen mit einem Partner können die Motivation und die Beständigkeit erhöhen. Es ist wichtig, auf die Signale Ihres Körpers zu hören, Ihr Trainingsprogramm nach Bedarf anzupassen und sich von einem Arzt oder Fitnessexperten beraten zu lassen, um einen Trainingsplan zu erstellen, der Sie auf Ihrem Weg zur Fruchtbarkeit effektiv unterstützt.

Psychische Gesundheit und ihr Zusammenhang mit der Reproduktionsgesundheit

Psychische Gesundheit und Fruchtbarkeit stehen in engem Zusammenhang, denn das psychische Wohlbefinden kann die Reproduktionsergebnisse erheblich beeinflussen. Stress, ein weit verbreiteter und oft unterschätzter Faktor, hat erhebliche Auswirkungen auf die Fruchtbarkeit. Bei chronischem Stress schüttet der Körper überschüssiges Cortisol und Adrenalin aus, was das empfindliche Gleichgewicht der Fortpflanzungshormone stören und sich auf den Eisprung, die Spermienproduktion und die allgemeine Fruchtbarkeit auswirken kann. Hormonelle Veränderungen, die aus Erkrankungen wie Depressionen oder Angstzuständen resultieren, können die Fruchtbarkeit weiter erschweren, indem sie die Menstruationszyklen bei Frauen oder die Spermienqualität bei Männern beeinträchtigen.

Angst korreliert speziell mit Problemen der reproduktiven Gesundheit und kann zu verminderter Libido, erektiler Dysfunktion, unregelmäßigen Menstruationszyklen und verminderter Spermienmotilität führen. Die Bedeutung des positiven Denkens für die Verbesserung der Fruchtbarkeit zu erkennen, ist entscheidend. Eine hoffnungsvolle und optimistische Denkweise kann Stress abbauen, das allgemeine Wohlbefinden verbessern und möglicherweise die Fruchtbarkeit steigern. Durch die Förderung einer positiven Einstellung kann der Stresshormonspiegel gesenkt werden, wodurch ein günstigeres Umfeld für die Empfängnis geschaffen wird.

Zur Unterstützung des psychischen Wohlbefindens und zur Förderung eines erfolgreichen Schwangerschaftsverlaufs ist es wichtig, Bewältigungsstrategien anzuwenden. Achtsamkeitspraktiken, Therapien, Entspannungstechniken und Stressbewältigungsstrategien können dazu beitragen, die psychische Gesundheit zu verbessern, das

Stressniveau zu senken und die Fortpflanzungsfähigkeit zu unterstützen. Indem man neben der körperlichen Gesundheit auch das psychische Wohlbefinden in den Vordergrund stellt, kann man seine Fruchtbarkeit optimieren und seine Chancen auf eine Elternschaft erhöhen.

Umweltfaktoren und Fruchtbarkeit

Schadstoffe haben einen tiefgreifenden Einfluss auf die Fruchtbarkeit von Männern und Frauen. Die Exposition gegenüber Umweltgiften kann den Hormonspiegel stören, die Fortpflanzungsorgane schädigen und eine erfolgreiche Empfängnis verhindern. Haushaltsprodukte, die Phthalate, Parabene und andere schädliche Chemikalien enthalten, die in Kosmetika, Reinigungsmitteln und Kunststoffen enthalten sind, werden mit einer verminderten Fruchtbarkeit in Verbindung gebracht. Auch Gefahren am Arbeitsplatz, wie industrielle Schadstoffe, Pestizide und Lösungsmittel, können zu Fruchtbarkeitsstörungen bei Arbeitnehmern beitragen. Darüber hinaus spielen die Lebensmittel, die wir verzehren, eine entscheidende Rolle bei der Toxinexposition: Pestizidrückstände in nicht biologisch angebauten Produkten, hormonell wirksame Chemikalien in verarbeiteten Lebensmitteln und Schwermetalle in Meeresfrüchten können sich negativ auf die reproduktive Gesundheit auswirken.

Darüber hinaus können Umweltstressoren wie Luftverschmutzung, Lärmbelästigung und elektromagnetische Strahlung oxidativen Stress und Entzündungen im Körper verstärken, was die Fruchtbarkeit weiter beeinträchtigt. Chronischer Stress durch diese Umweltfaktoren kann das empfindliche Gleichgewicht der Hormone stören, das für die Empfängnis entscheidend ist. Das Erkennen der Auswirkungen von Schadstoffen auf die Fruchtbarkeit ist für Menschen, die auf natürlichem Wege schwanger werden wollen, von entscheidender Bedeutung. Durch eine Änderung des Lebensstils, die Wahl umweltfreundlicher Produkte, den Verzehr von Bio-Lebensmitteln und die Minimierung der Belastung durch Giftstoffe können Paare ihre reproduktive Gesundheit verbessern und ihre Chancen auf eine Elternschaft erhöhen. Das Verständnis dieser Umwelteinflüsse ist der erste Schritt, um proaktive Maßnahmen zum Schutz der Fruchtbarkeit und zur Förderung des allgemeinen Wohlbefindens zu ergreifen.

II. Natürliche Übungen zur Steigerung der Fruchtbarkeit

Körperliche Übungen für die Fruchtbarkeit

Die Verbesserung der Fruchtbarkeit durch körperliche Aktivität erfordert einen ganzheitlichen Ansatz, der Yoga, Stressmanagement und Herz-Kreislauf-Gesundheit umfasst. In diesem Abschnitt werden wir die Vorteile von fruchtbarkeitsförderndem Yoga, Atemtechniken zur Entspannung, Pilates-Übungen zur Stärkung der Körpermitte und die Bedeutung von Herz-Kreislauf-Aktivitäten untersuchen. Indem Sie diese Übungen in Ihre tägliche Routine einbauen, können Sie Ihre reproduktive Gesundheit und Ihr allgemeines Wohlbefinden fördern. Lassen Sie uns eintauchen und entdecken, wie diese Übungen eine wichtige Rolle bei der Optimierung Ihrer Fruchtbarkeit spielen können.

Yoga-Posen zur Stimulierung der Fortpflanzungsorgane

Yoga, eine in alten Weisheiten verwurzelte Praxis, bietet einen ganzheitlichen Ansatz zur Verbesserung der Fruchtbarkeit, indem es die Fortpflanzungsorgane stimuliert und das allgemeine Wohlbefinden fördert. Unter den verschiedenen Yogastellungen, von denen angenommen wird, dass sie die Gesundheit der Fortpflanzungsorgane unterstützen, zeichnet sich die Brückenstellung (Setu Bandhasana) durch ihre Fähigkeit aus, die Blutzirkulation in der Beckenregion zu erhöhen, wodurch die Fortpflanzungsorgane genährt und die Hormone ausgeglichen werden. Diese Pose hilft auch, Stress und Angst abzubauen, die sich bekanntermaßen negativ auf die Fruchtbarkeit auswirken.

Die Lotus-Pose (Padmasana) ist nicht nur ein Symbol für Gelassenheit und Ausgeglichenheit, sondern soll auch einen positiven Einfluss auf die reproduktive Gesundheit haben. Durch die Förderung der Entspannung und die Verbesserung der geistigen Klarheit kann die Lotus-Pose helfen, das Hormonsystem zu regulieren und ein harmonisches Umfeld für die Empfängnis zu schaffen.

Die Schmetterlingspose (Baddha Konasana) ist eine weitere Pose, die häufig zur Förderung der Fruchtbarkeit empfohlen wird. Durch die Öffnung des Beckens und die Dehnung der inneren Oberschenkel stimuliert diese Haltung die Eierstöcke und die Gebärmutter und verbessert gleichzeitig die Durchblutung der Fortpflanzungsorgane. Außerdem hilft sie, Spannungen im Beckenbereich zu lösen, was für Menschen, die mit Unfruchtbarkeitsproblemen kämpfen, von Vorteil sein kann.

Die Stellung "Beine an der Wand" (Viparita Karani) schließlich ist für ihre erholsame und beruhigende Wirkung auf Körper und Geist bekannt. Indem die Beine über das Herz gehoben werden, regt diese Haltung die Blutzirkulation und den Lymphfluss an, baut Stress ab und fördert die Entspannung. Im Hinblick auf die Fruchtbarkeit wird angenommen, dass diese Haltung die reproduktive Gesundheit fördert, indem sie die Durchblutung der Beckenregion erhöht und Entzündungen reduziert.

Die Einbeziehung dieser Yogastellungen in die tägliche Routine kann Paaren, die mit Fruchtbarkeitsstörungen zu kämpfen haben, eine natürliche und ermutigende Möglichkeit bieten, ihre reproduktive Reise zu unterstützen. Durch die Kombination der körperlichen Vorteile dieser Haltungen mit den mentalen und emotionalen Aspekten der Yogapraxis können Paare ein günstiges Umfeld für die Empfängnis schaffen und ihr allgemeines Wohlbefinden auf dem Weg zur Elternschaft fördern.

Atemtechniken zur Entspannung und Stressreduzierung

Stress spielt eine wichtige Rolle bei der Beeinträchtigung der Fruchtbarkeit, indem er ein hormonelles Ungleichgewicht verursacht und die Fortpflanzungsfunktionen beeinträchtigt. Es ist wichtig, die physiologischen Mechanismen hinter Stress und Fruchtbarkeit zu verstehen, um diese Probleme wirksam anzugehen. Atemtechniken bieten eine natürliche und zugängliche Möglichkeit, Stress entgegenzuwirken und Entspannung zu fördern. Durch Zwerchfellatmung kann das parasympathische Nervensystem des Körpers aktiviert werden, was eine Entspannungsreaktion auslöst, die dazu beiträgt, den Cortisolspiegel zu senken und das allgemeine Wohlbefinden zu verbessern.

Die Wechselatmung, eine Technik aus dem Yoga, die als Nadi Shodhana bekannt ist, hilft dabei, die Energiekanäle des Körpers auszugleichen, den Geist zu beruhigen und die allgemeine Entspannung zu fördern. Bei der Box-Atmung, einer weiteren wirksamen Methode, wird eine bestimmte Anzahl von Atemzügen eingeatmet, der Atem angehalten, die gleiche Anzahl von Atemzügen ausgeatmet und vor dem Einatmen wieder angehalten. Diese Praxis hilft, die Atemmuster zu regulieren, Ängste abzubauen und geistige Klarheit zu fördern.

Um diese Techniken in den Alltag zu integrieren, sollten Sie sich jeden Tag Zeit für Atemübungen nehmen. Ob morgens, um den Tag mit Ruhe zu beginnen, oder abends, um sich vor dem Schlafengehen zu entspannen - die Integration dieser Techniken in den Tagesablauf kann das emotionale Wohlbefinden deutlich verbessern und die Fruchtbarkeit fördern. Denken Sie daran, eine friedliche Umgebung zu schaffen, der Selbstfürsorge Priorität einzuräumen und diese Techniken konsequent anzuwenden, um den größtmöglichen Nutzen zu erzielen.

Pilates bietet einen ganzheitlichen Ansatz zur Verbesserung der Fruchtbarkeit, indem es sich auf die Rumpfkraft, die Flexibilität und das allgemeine Wohlbefinden konzentriert. Die Rumpfkraft ist für die Fruchtbarkeit von entscheidender Bedeutung, da sie die Beckenbodenmuskulatur unterstützt, die eine Schlüsselrolle bei der Fortpflanzungsfunktion spielt. Durch die Stärkung der Rumpfmuskulatur verbessert Pilates die Durchblutung der Fortpflanzungsorgane und fördert einen gesunden Hormonhaushalt, der für die Empfängnis unerlässlich ist.

Spezielle Pilates-Übungen wie der Hunderter, der Roll-up und der Beinkreis zielen auf die Rumpfmuskulatur ab und fördern die Stabilität und das Gleichgewicht im Beckenbereich. Diese Bewegungen können dazu beitragen, Stress und Spannungen im Körper abzubauen und so ein optimales Umfeld für die Fruchtbarkeit zu schaffen.

Um Pilates sicher und effektiv zur Verbesserung der Fruchtbarkeit zu praktizieren, ist es wichtig, die richtige Form beizubehalten, sich auf kontrollierte Bewegungen zu konzentrieren und die Kernmuskulatur während jeder Übung anzusprechen. Eine tiefe Atmung ist ebenfalls wichtig, um den Körper mit Sauerstoff zu versorgen und die Entspannung zu fördern, was das Fortpflanzungssystem zusätzlich unterstützt.

Beständigkeit ist entscheidend, um die Vorteile von Pilates für die Fruchtbarkeit zu nutzen. Wenn Sie Pilates 2-3 Mal pro Woche in Ihr Trainingsprogramm integrieren, können Sie Ihre Rumpfmuskulatur stärken, Ihre Haltung verbessern und Ihren Stresspegel senken. Wenn Sie sich an einen zertifizierten Pilates-Trainer wenden, können Sie sicher sein, dass Sie die Übungen korrekt ausführen und auf Ihre speziellen Bedürfnisse abstimmen, um die Vorteile für die reproduktive Gesundheit und das allgemeine Wohlbefinden zu maximieren.

Herz-Kreislauf-Aktivitäten für die allgemeine Gesundheit

Die kardiovaskuläre Gesundheit spielt eine entscheidende Rolle für die Fruchtbarkeit, da sie sich direkt auf die allgemeine Gesundheit und das Wohlbefinden, einschließlich der Fortpflanzungsfunktionen, auswirkt. Kardiovaskuläre Aktivitäten, die oft auch als Aerobic-Übungen bezeichnet werden, erhöhen die Herzfrequenz und verbessern die Durchblutung des Körpers. Diese Aktivitäten sind wichtig für die Aufrechterhaltung eines gesunden Herz-Kreislauf-Systems, das wiederum die reproduktive Gesundheit unterstützt.

Zu den geeigneten Herz-Kreislauf-Übungen zur Steigerung der Fruchtbarkeit gehört eine breite Palette von Möglichkeiten wie zügiges Gehen, Joggen, Schwimmen, Radfahren,

Tanzen und Aerobic. Diese Übungen sind nicht nur gut für das Herz und die Blutgefäße, sondern spielen auch eine wichtige Rolle beim Stressabbau und bei der Regulierung des Hormonhaushalts, die alle für eine optimale Fruchtbarkeit wichtig sind.

Der Einfluss von Herz-Kreislauf-Übungen auf das Stressniveau und den Hormonhaushalt ist tiefgreifend. Regelmäßige aerobe Aktivitäten lösen die Freisetzung von Endorphinen aus, die gemeinhin als "Wohlfühlhormone" bekannt sind und dazu beitragen, Stress zu bekämpfen und ein Gefühl des Wohlbefindens zu vermitteln. Außerdem können diese Übungen dazu beitragen, den Hormonspiegel zu regulieren, z. B. Cortisol und Adrenalin, die sich bei einem Ungleichgewicht negativ auf die Fruchtbarkeit auswirken können.

Die Aufnahme von Herz-Kreislauf-Übungen in die Routine kann für die Fruchtbarkeit von großem Nutzen sein. Idealerweise sollten Personen, die ihre Fruchtbarkeit verbessern wollen, an den meisten Tagen der Woche 30 Minuten bis eine Stunde Herz-Kreislauf-Training von mittlerer Intensität durchführen. Diese Häufigkeit und Dauer tragen dazu bei, die allgemeine kardiovaskuläre Fitness zu verbessern und die reproduktive Gesundheit zu unterstützen.

Um Herz-Kreislauf-Aktivitäten sicher in ein Trainingsprogramm zu integrieren, sollte man schrittweise beginnen und die Intensität und Dauer mit zunehmender Fitness steigern. Es ist wichtig, angemessene Aufwärm- und Abkühlphasen einzuplanen, um Verletzungen vorzubeugen und die Erholung des Körpers zu unterstützen. Eine ausreichende Flüssigkeitszufuhr, das Hören auf die Signale des Körpers und die Beratung durch einen Arzt, insbesondere bei Personen mit gesundheitlichen Vorbelastungen, sind bei der Aufnahme eines neuen Sportprogramms von größter Bedeutung. Wer durch regelmäßiges Training der kardiovaskulären Gesundheit Priorität einräumt, kann seine Fruchtbarkeitschancen und sein allgemeines Wohlbefinden deutlich verbessern.

Personalisierte Trainingspläne zur Unterstützung der Fruchtbarkeit

Individuelle Bedürfnisse verstehen

Die Bedeutung von Regelmäßigkeit und Konsistenz

Die konsequente Umsetzung eines maßgeschneiderten Bewegungsprogramms ist für die Optimierung der Fruchtbarkeit von entscheidender Bedeutung. Regelmäßige körperliche Betätigung trägt zur Regulierung der Hormone bei, verbessert die Durchblutung der Fortpflanzungsorgane und reduziert den Stresspegel - alles wichtige Faktoren für die Verbesserung der Fruchtbarkeit. Die Entwicklung eines konsequenten Bewegungsprogramms fördert nicht nur das körperliche Wohlbefinden, sondern auch die geistige und emotionale Gesundheit und bietet somit einen ganzheitlichen Ansatz zur Verbesserung der Fruchtbarkeit.

Berücksichtigung von Alter und gesundheitlicher Einschränkung

Bei der Planung eines Trainingsprogramms zur Unterstützung der Fruchtbarkeit ist es wichtig, das Alter und bestehende gesundheitliche Einschränkungen zu berücksichtigen. Ältere Menschen oder Menschen mit bestimmten gesundheitlichen Einschränkungen müssen möglicherweise die Art, Dauer und Intensität ihres Trainings anpassen, um Sicherheit und Wirksamkeit zu gewährleisten. Die Beratung durch einen Arzt oder einen Fitnessexperten kann dabei helfen, einen Trainingsplan zu erstellen, der den individuellen Bedürfnissen entspricht und altersbedingte Faktoren und gesundheitliche Einschränkungen berücksichtigt.

Diskussion über Art und Dauer der Übung

Die Auswahl geeigneter Bewegungsarten und -dauern spielt eine wichtige Rolle bei der Optimierung der Fruchtbarkeit. Vorteilhaft sind Aktivitäten, die die Durchblutung der Fortpflanzungsorgane verbessern, Stress abbauen und die allgemeine körperliche Fitness steigern. Optionen wie Aerobic mit moderater Intensität, Yoga, Pilates und Krafttraining können sich positiv auf die reproduktive

Gesundheit auswirken. Die Dauer der Trainingseinheiten sollte an die individuellen Fähigkeiten angepasst werden, wobei der Schwerpunkt eher auf der Konsistenz als auf der Intensität liegen sollte, vor allem für diejenigen, die neu in die Fitnessroutine einsteigen oder gesundheitliche Probleme haben.

Fortschritte überwachen und bei Bedarf anpassen

Die Überwachung des Fortschritts ist von entscheidender Bedeutung, um die Effektivität eines Trainingsprogramms zur Förderung der Fruchtbarkeit zu bestimmen. Die Bewertung von Veränderungen der körperlichen Fitness, der Stressbewältigung und des allgemeinen Wohlbefindens kann dem Einzelnen helfen, die Auswirkungen seines Sportprogramms zu verstehen. Falls erforderlich, sollten die Art der Übungen, die Dauer oder die Intensität angepasst werden, um kontinuierliche Fortschritte zu erzielen und eine Plateauphase in Bezug auf Fitness und Fruchtbarkeitssteigerung zu vermeiden.

Betonung auf Gleichgewicht: Bewegung und Ruhe

Um die Fruchtbarkeit zu erhalten, ist ein ausgewogenes Verhältnis zwischen Bewegung und Ruhe entscheidend. Regelmäßige körperliche Betätigung ist zwar für das allgemeine Wohlbefinden und die reproduktive Gesundheit wichtig, doch sind angemessene Ruhephasen ebenso wichtig. In den Ruhephasen kann sich der Körper erholen, das Gewebe reparieren und das Energieniveau wiederherstellen, wodurch die Vorteile des Trainings optimiert werden. Ein ausgewogenes Verhältnis zwischen Bewegung und Ruhe stellt sicher, dass der Einzelne ein Übertraining vermeidet, einem Burnout vorbeugt und das hormonelle Gleichgewicht unterstützt - alles Schlüsselfaktoren zur Förderung der Fruchtbarkeit. Das richtige Gleichgewicht zwischen körperlicher Aktivität und Ruhe trägt zu einem nachhaltigen Lebensstil bei, der die Gesundheit der Fruchtbarkeit fördert.

Geistig-körperliche Praktiken für die Fruchtbarkeit

Wenn man sich auf die Reise zur Verbesserung der Fruchtbarkeit begibt, muss man oft die komplizierte Beziehung zwischen Geist und Körper erforschen. In diesem Abschnitt tauchen wir in die Welt der Meditation, Visualisierung und Achtsamkeit ein und decken ihre tiefgreifenden Auswirkungen auf die reproduktive Gesundheit auf. Vom Verständnis der Ursprünge dieser Praktiken bis hin zu praktischen Richtlinien für die Umsetzung - lassen Sie uns auf eine transformative Erkundung gehen, um Ihre Fruchtbarkeitsreise zu fördern.

Meditation und Visualisierung für die Fruchtbarkeit

Meditation und Visualisierung sind tief greifende Praktiken, die in verschiedenen kulturellen und spirituellen Traditionen tief verwurzelt sind. Seit Jahrhunderten ist die

Meditation in Traditionen wie dem Buddhismus, dem Hinduismus und dem Taoismus ein grundlegender Aspekt des geistigen und körperlichen Wohlbefindens. Visualisierungspraktiken wiederum nutzen die Kraft des Geistes, um positive geistige Bilder zu erzeugen, die körperliche Ergebnisse beeinflussen können. Im Zusammenhang mit der Verbesserung der Fruchtbarkeit sind diese Praktiken miteinander verknüpft und dienen dazu, den Geist zu beruhigen, Stress abzubauen und eine positive Einstellung zu fördern, die die reproduktive Gesundheit unterstützt.

Es ist bekannt, dass Stress ein wichtiger Faktor bei Fruchtbarkeitsproblemen ist, da er das hormonelle Gleichgewicht stören und die Fortpflanzungsfunktionen beeinträchtigen kann. Durch Meditation kann der Einzelne die Auswirkungen von Stress auf den Körper lindern und so ein günstigeres Umfeld für die Empfängnis schaffen. Achtsamkeitstechniken in der Meditation helfen dem Einzelnen, Stress zu erkennen und zu bewältigen, und fördern Entspannung und emotionales Gleichgewicht.

Wissenschaftliche Studien belegen den Nutzen der Meditation für die Fruchtbarkeit. Die Forschung zeigt, dass regelmäßiges Meditieren den Spiegel des Stresshormons Cortisol senken kann, was sich wiederum positiv auf den Hormonhaushalt und die Fortpflanzungsfähigkeit auswirken kann. Darüber hinaus wird in persönlichen Berichten oft hervorgehoben, wie die Aufnahme der Meditation in den Alltag das emotionale Wohlbefinden und die Fruchtbarkeit verbessert hat.

Bei den auf die Fruchtbarkeit ausgerichteten Meditationstechniken kann es sich um geführte Meditationen handeln, die speziell auf die Unterstützung der Empfängnis zugeschnitten sind. Diese Techniken zielen in der Regel darauf ab, die Entspannung zu fördern, Ängste abzubauen und positive Gedanken über die Fruchtbarkeit und den Empfängnisprozess zu kultivieren. Die Integration dieser Praktiken in das tägliche Leben kann eine transformative Erfahrung sein, die dem Einzelnen ein Gefühl der Ermächtigung und Handlungsfähigkeit auf seinem Weg zur Fruchtbarkeit vermittelt.

Bei der Visualisierung, die eine Ergänzung zur Meditation darstellt, werden mentale Bilder von einer erfolgreichen Empfängnis und Schwangerschaft geschaffen. Durch die Visualisierung des gewünschten Ergebnisses können Menschen die Kraft des positiven Denkens und der Absicht nutzen, um ihre Fruchtbarkeitsreise zu beeinflussen. In Verbindung mit Meditation kann die Visualisierung eine positive Denkweise verstärken und einen fruchtbaren Boden für die Empfängnis schaffen.

Durch die Verbindung von Meditations- und Visualisierungspraktiken zur Verbesserung der Fruchtbarkeit können

Menschen einen ganzheitlichen Ansatz für ihre reproduktive Gesundheit verfolgen, der nicht nur die körperlichen Aspekte berücksichtigt, sondern auch die emotionalen und mentalen Aspekte der Fruchtbarkeit fördert. Indem sie diese Techniken in ihre tägliche Routine einbeziehen, können sie auf ihrem Weg zur Elternschaft ein Gefühl des inneren Friedens, der Widerstandsfähigkeit und der Hoffnung kultivieren.

Achtsamkeitstechniken für emotionales Gleichgewicht

Achtsamkeit, der Zustand der bewussten Wahrnehmung und der vollen Präsenz im Augenblick, ist ein wirksames Instrument zur Stressbewältigung, zur Verbesserung des emotionalen Wohlbefindens und möglicherweise zur Verbesserung der Fruchtbarkeit. Indem sie sich auf die Gegenwart konzentriert, ohne zu urteilen, ermöglicht Achtsamkeit dem Einzelnen, seine Gedanken und Gefühle anzuerkennen und zu akzeptieren. Diese Praxis kann dazu beitragen, die Ängste und Sorgen zu lindern, die oft mit dem Versuch einer Schwangerschaft verbunden sind.

Die Achtsamkeitsmeditation umfasst verschiedene Techniken, wie z. B. die Body-Scan-Meditation, die Meditation der liebenden Güte und Atemübungen, die alle darauf abzielen, ein erhöhtes Bewusstsein und Entspannung zu kultivieren. Eine besonders wirksame Form der Achtsamkeitsmeditation ist die achtsame Atmung, bei der man sich auf den Rhythmus und das Gefühl des Atems konzentriert. Diese

Technik kann in Stressmomenten als Anker dienen und zu einer ruhigeren Denkweise beitragen.

Im Bereich der Fruchtbarkeit spielt der Stressabbau eine entscheidende Rolle. Ein hohes Stressniveau kann das hormonelle Gleichgewicht stören und die reproduktive Gesundheit beeinträchtigen. Durch die Einbeziehung von Achtsamkeitspraktiken in den Alltag kann der Stresspegel gesenkt, die emotionale Stabilität verbessert und die Fruchtbarkeit möglicherweise gesteigert werden. Achtsamkeit fördert einen Zustand der Empfänglichkeit und Offenheit und damit eine positive Einstellung, die denjenigen zugute kommt, die sich den Herausforderungen der ungewollten Kinderlosigkeit stellen. Durch die ganzheitliche Integration von Achtsamkeit in ihr Leben können Menschen auf ihrem Weg zur Elternschaft ein neues Gefühl von Frieden und Widerstandsfähigkeit entdecken.

Entspannungsmethoden zum Abbau von Ängsten

Die Auswirkungen von Ängsten auf die Fruchtbarkeit sind ein komplexes Thema, das die Verbindung zwischen Körper und Geist bei der reproduktiven Gesundheit unterstreicht. Stress, insbesondere chronischer Stress und Ängste, können das hormonelle Gleichgewicht stören, bei Frauen den Eisprung beeinträchtigen und bei Männern die Spermienqualität mindern. Das Verständnis dieses

Zusammenhangs zwischen Stress und Fruchtbarkeit ist für Paare, die eine Schwangerschaft anstreben, von entscheidender Bedeutung. Die Achtsamkeitsmeditation hat sich als wirksame Methode zur Bewältigung von Ängsten und zur Förderung der Entspannung erwiesen. Indem man sich auf den gegenwärtigen Moment konzentriert, ohne zu urteilen, kann man ein Gefühl der Gelassenheit entwickeln, das Angstniveau senken und das allgemeine geistige Wohlbefinden verbessern.

Atemtechniken spielen eine zentrale Rolle bei der Entspannung und dem Stressabbau. Die tiefe Zwerchfellatmung beispielsweise kann die Entspannungsreaktion des Körpers aktivieren, die Herzfrequenz senken und die Sauerstoffzufuhr verbessern und so die reproduktive Gesundheit fördern. Bei der progressiven Muskelentspannung werden verschiedene Muskelgruppen systematisch angespannt und wieder entspannt, um körperliche Spannungen abzubauen und die Entspannung zu fördern. Diese Übung kann besonders für Menschen mit Muskelverspannungen und Angstzuständen von Vorteil sein.

Bei der geführten Imagination, einer weiteren wertvollen Technik, werden beruhigende und positive mentale Bilder visualisiert. Indem man die Sinne in eine friedliche und beruhigende mentale Landschaft versetzt, kann man Ängste abbauen und eine fruchtbarere mentale Umgebung schaffen. Die Integration dieser Achtsamkeitspraktiken in die tägliche Routine kann den Menschen helfen, Ängste effektiv zu bewältigen, ihre reproduktive Gesundheit zu unterstützen und die Grundlage für einen ganzheitlichen Ansatz zur Verbesserung der Fruchtbarkeit zu legen.

Selbstfürsorge-Praktiken für ganzheitliches Wohlbefinden

Ganzheitliche Selbstfürsorge ist ein umfassender Ansatz, der Körper, Geist und Seele pflegt und die Verbindung zwischen diesen Elementen für das allgemeine Wohlbefinden betont. Achtsamkeit und Meditation spielen dabei eine zentrale Rolle. Sie ermöglichen es dem Einzelnen, das Bewusstsein für den gegenwärtigen Moment zu kultivieren, Stress abzubauen, die emotionale Belastbarkeit zu erhöhen und die geistige Klarheit zu verbessern. Durch die Integration von Achtsamkeit in den Alltag kann der Einzelne ein tieferes Verständnis seiner Gedanken und Emotionen entwickeln, was zu einer größeren Selbsterkenntnis und verbesserten Stressbewältigungsfähigkeiten führt.

Ein ausgewogener Schlafrhythmus ist für eine ganzheitliche Selbstfürsorge von grundlegender Bedeutung, da ausreichende Erholung die kognitiven Funktionen, die emotionale Stabilität und die körperliche Gesundheit unterstützt. Qualitativ hochwertiger Schlaf ermöglicht es dem Körper, sich zu reparieren und zu regenerieren, wodurch die Immunfunktion und die kognitiven Prozesse gestärkt werden, die für das tägliche Funktionieren entscheidend sind. Es kann gar nicht hoch genug eingeschätzt werden, wie wichtig es für das allgemeine Wohlbefinden ist, eine konsequente Schlafenszeit einzuhalten und auf ausreichende Ruhe zu achten.

Regelmäßige körperliche Betätigung ist ein wesentlicher Bestandteil des ganzheitlichen Wohlbefindens, da sie nicht nur die kardiovaskuläre Gesundheit und die körperliche Kraft verbessert, sondern auch die geistige Gesundheit fördert, indem sie Endorphine freisetzt, Ängste abbaut und die Stimmung hebt. Regelmäßige körperliche Betätigung, sei es durch Ausdauertraining, Krafttraining, Yoga oder andere Formen der Bewegung, trägt zu Vitalität und emotionalem Gleichgewicht bei.

Eine ausgewogene Ernährung ist ein Eckpfeiler der ganzheitlichen Selbstfürsorge, denn sie liefert die notwendigen Nährstoffe für Energie, eine optimale Organfunktion und die Unterstützung des Immunsystems. Der Verzehr von vollwertigen, nährstoffreichen Lebensmitteln wie Obst, Gemüse, magerem Eiweiß und Vollkorngetreide gewährleistet eine ausgewogene Zufuhr von Vitaminen, Mineralien und Antioxidantien, die für eine dauerhafte Gesundheit und Vitalität unerlässlich sind.

Regelmäßige Freizeit- und Entspannungsphasen sind ein wesentlicher Bestandteil des ganzheitlichen Selbstfürsorgekonzepts und ermöglichen es dem Einzelnen, sich zu entspannen, neue Energie zu tanken und seine Kreativität zu fördern. Hobbys, Zeit im Freien oder Achtsamkeitsübungen, die über Meditation hinausgehen, können helfen, Stress abzubauen, Burnout zu verhindern und die allgemeine Lebenszufriedenheit zu fördern.

Mit diesen ganzheitlichen Praktiken der Selbstfürsorge - Achtsamkeit und Meditation, ein ausgewogener Schlafrhythmus, regelmäßige körperliche Betätigung, eine nährstoffreiche Ernährung und viel Freizeit - kann der Einzelne ein harmonisches Gleichgewicht von Körper, Geist und Seele kultivieren, das seine Widerstandsfähigkeit, Vitalität und ein ganzheitliches Wohlbefinden im Alltag fördert.

Integration von Bewegung und Achtsamkeit zur Verbesserung der Fruchtbarkeit

Bewegung spielt eine wichtige Rolle bei der Beeinflussung der Fruchtbarkeit durch ihre Auswirkungen auf verschiedene physiologische Aspekte des Körpers. Regelmäßige körperliche Aktivität verbessert die Blutzirkulation zu den Fortpflanzungsorganen und fördert so deren optimale Funktion und Gesundheit. Außerdem hilft sie, den Hormonhaushalt zu regulieren, Übergewicht abzubauen und das allgemeine Wohlbefinden zu verbessern - alles entscheidende Faktoren für die Fruchtbarkeit. Außerdem ist bekannt, dass körperliche Betätigung Stress abbaut, der sich sehr negativ auf die reproduktive Gesundheit auswirken kann.

Achtsamkeitspraktiken wie Yoga und Meditation bieten zusätzliche Vorteile für die reproduktive Gesundheit, indem sie die Entspannung fördern, Ängste reduzieren und das emotionale Wohlbefinden verbessern. Diese Techniken helfen dem Einzelnen, Stress effektiv zu bewältigen, was für die Unterstützung eines gesunden Fortpflanzungssystems entscheidend ist. Durch die Kombination von Bewegung und Achtsamkeitstechniken entsteht ein ganzheitlicher Ansatz, der sowohl die körperlichen als auch die emotionalen Aspekte der Fruchtbarkeitssteigerung berücksichtigt.

Erfolgreiche Fallstudien zeigen die positiven Ergebnisse der Kombination von Bewegung und Achtsamkeit zur Verbesserung der Fruchtbarkeit. Personen, die diesen Ansatz gewählt haben, berichten von einer verbesserten reproduktiven Gesundheit, regulierten Menstruationszyklen, reduziertem fruchtbarkeitsbezogenem Stress und erhöhten Chancen auf eine erfolgreiche Empfängnis. Durch die Anwendung achtsamer Bewegungspraktiken können Menschen ein günstiges Umfeld für ihre reproduktive Gesundheit schaffen und so die Kraft der körperlichen Aktivität und des emotionalen Wohlbefindens auf ihrem Weg zur Elternschaft nutzen.

III. Naturheilkunde und ihre Anwendung

Einführung in die Prinzipien der Naturheilkunde

Wenn Sie sich auf die Reise der Naturheilkunde begeben, tauchen Sie ein in das Reich der Naturheilmittel und der persönlichen Betreuung. Vom Verständnis des ganzheitlichen Ansatzes bis hin zur Entdeckung der Prinzipien der Naturheilkunde führt Sie dieser Abschnitt durch das vielfältige Spektrum der natürlichen Heilmittel, die zur Verbesserung der Fruchtbarkeit eingesetzt werden. Tauchen Sie ein in die Rolle von pflanzlichen Arzneimitteln, Vitaminen und Mineralien bei der reproduktiven Gesundheit, und entdecken Sie die Sicherheit, Wirksamkeit und individuelle Beurteilung, die für eine naturheilkundliche Behandlung entscheidend sind. Erforschen Sie das Konzept der Lebenskraft und wie sie sich auf die Fruchtbarkeit auswirkt, und erfahren Sie mehr über die Bedeutung individueller Pläne für die Behandlung spezifischer Gesundheitsprobleme. Begleiten Sie uns, um die Feinheiten der naturheilkundlichen Behandlung zu enträtseln, während wir uns durch personalisierte Behandlungen, emotionales Wohlbefinden und die Überwachung des Fortschritts auf dem Weg zu ganzheitlichem Wohlbefinden bewegen.

Philosophie und Ansatz der Naturheilkunde

Die Naturheilkunde ist eine Philosophie und ein Ansatz für die Gesundheit, die das Konzept der Behandlung des ganzen Menschen umfasst. Sie erkennt an, dass die körperlichen, geistigen, emotionalen und spirituellen Aspekte eines Menschen miteinander verbunden sind, und betrachtet diese Elemente als integrale Bestandteile des allgemeinen Wohlbefindens. Naturheilkundler glauben an die dem Körper innewohnende Fähigkeit, sich selbst zu heilen, ein Prinzip, das als vis medicatrix naturae oder die Heilkraft der Natur bekannt ist. Dieser Grundsatz unterstreicht die Überzeugung, dass die natürlichen Mechanismen des Körpers auf Heilung hinarbeiten können, wenn sie auf die richtige Weise unterstützt werden.

Im Mittelpunkt der naturheilkundlichen Praxis steht der Grundsatz "First Do No Harm". Dieser Grundsatz leitet die Ärzte dazu an, Methoden und therapeutische Substanzen zu verwenden, die möglichst wenig invasiv sind und das Risiko schädlicher Nebenwirkungen minimieren. Naturheilkundliche Behandlungen sind oft sanft und zielen darauf ab, das Gleichgewicht im Körper wiederherzustellen, ohne weiteren Schaden anzurichten.

Ein weiterer zentraler Grundsatz der Naturheilkunde ist die Individualisierung der Behandlung. Bei der Entwicklung von Behandlungsplänen berücksichtigen die Ärzte die einzigartige Konstitution, die gesundheitliche Vorgeschichte und die spezifischen Bedürfnisse jedes Einzelnen. Dieser personalisierte Ansatz ermöglicht maßgeschneiderte Interventionen, die die Ursachen von Gesundheitsproblemen angehen und nicht nur die Symptome lindern.

Neben der Behandlung bestehender Erkrankungen legt die Naturheilkunde großen Wert auf die Vorbeugung und Gesundheitsförderung. Indem sie sich auf die Aufrechterhaltung des Wohlbefindens und die Vorbeugung von Krankheiten konzentrieren, bevor sie auftreten, zielen Naturheilkundler darauf ab, langfristige Gesundheit und Vitalität zu fördern. Dieser proaktive Ansatz umfasst die Aufklärung über Änderungen des Lebensstils, Ernährung, Stressbewältigung und andere Strategien, die dem Einzelnen helfen, seine Gesundheit und sein Wohlbefinden zu optimieren. Mit ihren ganzheitlichen Prinzipien will die Naturheilkunde den Einzelnen dazu befähigen, eine aktive Rolle in Bezug auf seine Gesundheit zu übernehmen und fundierte Entscheidungen zu treffen, die sein allgemeines Wohlbefinden fördern.

Verwendung von Naturheilmitteln in der naturheilkundlichen Praxis

Naturheilverfahren in der Naturheilkunde bieten einen ganzheitlichen Ansatz zur Verbesserung der Fruchtbarkeit, indem sie verschiedene Maßnahmen zur Förderung der reproduktiven Gesundheit beinhalten. Pflanzliche Arzneimittel sind in diesem Bereich von zentraler Bedeutung, da sie auf spezifische Ungleichgewichte eingehen, die die Empfängnis behindern können. So können beispielsweise Kräuter wie Vitex (Keuschlamm) helfen, den Menstruationszyklus zu regulieren, während Tribulus terrestris den Hormonhaushalt unterstützen kann. Vitamine und Mineralien spielen eine entscheidende Rolle für die Fruchtbarkeit, wobei Nährstoffe wie Folsäure, Zink und Vitamin D für die Fortpflanzungsfähigkeit unerlässlich sind. Folsäure zum Beispiel ist für eine gesunde Entwicklung des Fötus unerlässlich, während Zink für die Spermienproduktion und -beweglichkeit von entscheidender Bedeutung ist.

Naturheilkundliche Nahrungsergänzungsmittel, die auf die Fruchtbarkeit zugeschnitten sind, enthalten oft eine Mischung aus pflanzlichen Stoffen und Nährstoffen, die die reproduktive Gesundheit optimieren sollen. Inhaltsstoffe wie Maca-Wurzel, die für ihre adaptogenen Eigenschaften bekannt ist, und Nachtkerzenöl, das reich an essenziellen Fettsäuren ist, können den Hormonhaushalt und einen gesunden Eisprung unterstützen. Wenn Sie natürliche Heilmittel in Betracht ziehen, ist es wichtig, deren Sicherheit, potenzielle Risiken und Wirksamkeit zu prüfen, insbesondere in Verbindung mit laufenden medizinischen Behandlungen.

Bei der naturheilkundlichen Fruchtbarkeitsbehandlung ist eine individuelle Beurteilung von entscheidender Bedeutung, da sie es den Ärzten ermöglicht, die Maßnahmen auf die spezifischen Bedürfnisse und die gesundheitliche Vorgeschichte des Einzelnen abzustimmen. Indem sie die einzigartigen Umstände jeder Person verstehen, können Naturheilpraktiker gezielte natürliche Ansätze empfehlen, die mit ihren Zielen übereinstimmen und ihre Chancen auf eine Empfängnis optimieren.

Die vitale Kraft der reproduktiven Gesundheit verstehen

Das Konzept der Lebenskraft, das in vielen traditionellen Heilsystemen verwurzelt ist, unterstreicht die innewohnende Lebensenergie, von der man glaubt, dass sie alle Lebewesen beseelt. Im Bereich der reproduktiven Gesundheit wird die Lebenskraft als ein tiefgreifender Einflussfaktor angesehen, der die Fruchtbarkeit und das allgemeine Wohlbefinden beeinflusst. Man geht davon aus, dass diese Kraft dynamisch ist und von Mensch zu Mensch variiert und sich auf den physiologischen und emotionalen Zustand, einschließlich der Fruchtbarkeit, auswirkt.

Die Verbindung zwischen Lebenskraft und Fruchtbarkeit ist ein nuanciertes Zusammenspiel, bei dem sich ein Ungleichgewicht dieser Energie in Fortpflanzungsproblemen äußern kann. Durch die Nutzung natürlicher Methoden kann der Einzelne versuchen, seine Lebenskraft wieder ins Gleichgewicht zu bringen und zu verstärken, wodurch sich seine Fruchtbarkeitschancen verbessern können. Praktiken wie achtsame Bewegung durch Yoga, gekoppelt mit Meditation für emotionales Wohlbefinden, werden empfohlen, um das Gleichgewicht der Vitalkraft zu fördern.

Häufig werden pflanzliche Heilmittel, Ernährungsumstellungen und ganzheitliche Änderungen des Lebensstils empfohlen, um diese Lebenskraft zu fördern. Durch die Anwendung dieser natürlichen Mittel kann der Einzelne die Widerstandsfähigkeit seiner Lebenskraft kultivieren und seine reproduktive Gesundheit stärken. Eine harmonisierte Lebenskraft wird als Eckpfeiler für eine optimale Fruchtbarkeit angesehen, wobei die gegenseitige Verbindung von Körper, Geist und Seele auf dem Weg zur Elternschaft betont wird.

Vorteile von individualisierten Behandlungsplänen

Individualisierte naturheilkundliche Pläne sind darauf ausgerichtet, die spezifischen Gesundheitsprobleme des Einzelnen anzugehen und seine einzigartigen physiologischen und emotionalen Bedürfnisse zu erkennen. Durch diesen personalisierten Ansatz wird die Wirksamkeit der Behandlungen maximiert, da die Interventionen auf die Ursachen von Fruchtbarkeitsstörungen oder Problemen der reproduktiven Gesundheit zugeschnitten sind. Durch die Individualisierung der Behandlungen können naturheilkundliche Leistungserbringer ein ganzheitliches Verständnis des Wohlbefindens eines jeden Menschen einbeziehen, was wiederum den Gesamterfolg der Therapie stärkt.

Personalisierte Pläne berücksichtigen nicht nur körperliche Gesundheitsprobleme, sondern spielen auch eine entscheidende Rolle bei der Förderung des emotionalen Wohlbefindens. Durch die Anerkennung der psychologischen Auswirkungen von Fruchtbarkeitsstörungen kann eine individuell zugeschnittene Betreuung gezielte Unterstützung und Strategien zur Bewältigung von emotionalem Stress, Ängsten und anderen damit verbundenen Herausforderungen bieten. Dieser personalisierte Ansatz trägt dazu bei, ein Gefühl der Stärke und Widerstandsfähigkeit bei den Betroffenen zu kultivieren und eine positive Einstellung zu fördern, die der allgemeinen reproduktiven Gesundheit förderlich ist.

Durch die aktive Einbindung des Einzelnen in die Gestaltung seiner Behandlungspläne fördert die personalisierte Pflege zudem das Gefühl der Eigenverantwortung und das Engagement für den Heilungsprozess. Dieser kooperative Ansatz fördert die Motivation und die Einhaltung der empfohlenen Änderungen des Lebensstils, der Ernährung und anderer therapeutischer Maßnahmen, was zu besseren Behandlungsergebnissen führt.

Die Anpassungsfähigkeit der personalisierten Pläne ermöglicht laufende Anpassungen auf der Grundlage individueller Reaktionen und veränderter Umstände. Diese Flexibilität der Behandlungsstrategien stellt sicher, dass die

Betreuung während des gesamten Weges zur Elternschaft relevant und effektiv bleibt. Regelmäßige Überwachung und Bewertung des Fortschritts sind integrale Bestandteile der personalisierten Versorgung, die es Gesundheitsdienstleistern und Einzelpersonen ermöglichen, Verbesserungen zu verfolgen, Problembereiche zu erkennen und fundierte Entscheidungen über das laufende Management von Herausforderungen der reproduktiven Gesundheit zu treffen.

Insgesamt bieten personalisierte naturheilkundliche Pläne einen umfassenden und maßgeschneiderten Ansatz zur Verbesserung der Fruchtbarkeit, der auf die individuellen Bedürfnisse des Einzelnen eingeht und gleichzeitig das emotionale Wohlbefinden, das persönliche Engagement und die Anpassungsfähigkeit der Behandlungsstrategien fördert. Durch eine kontinuierliche Überwachung und Bewertung können die Patienten ihre Fortschritte verfolgen und fundierte Entscheidungen über ihren Weg der reproduktiven Gesundheit treffen, was letztlich ihre Chancen auf eine Elternschaft erhöht.

Sicherheit und Wirksamkeit von naturheilkundlichen Interventionen

Das Verständnis des Nutzen-Risiko-Verhältnisses ist von grundlegender Bedeutung bei der Erforschung natürlicher Methoden zur Verbesserung der Fruchtbarkeit. In dem Bestreben, die reproduktive Gesundheit zu verbessern, muss sich der Einzelne mit dem empfindlichen Gleichgewicht zwischen potenziellen Risiken und Vorteilen auseinandersetzen, die mit diesen Ansätzen verbunden sind. Das Bewusstsein für mögliche Nebenwirkungen, die mit naturheilkundlichen Produkten und Kräutern einhergehen könnten, ist von größter Bedeutung, da auch natürliche Heilmittel unerwünschte Wirkungen haben können, wenn auch weniger häufig als Arzneimittel.

Qualität und Reinheit sind die Säulen im Bereich der natürlichen Fruchtbarkeitsförderung. Die Sicherstellung der Integrität und der Herkunft dieser Produkte kann dazu beitragen, ihre Sicherheit und Wirksamkeit zu gewährleisten. Darüber hinaus kann die Verlässlichkeit dieser Maßnahmen durch strenge wissenschaftliche Studien untermauert werden. Forschungen, die sich mit der Wirksamkeit naturheilkundlicher Mittel befassen, tragen dazu bei, ihren Wert für die Unterstützung der reproduktiven Gesundheit zu belegen.

Es ist ratsam, sich von medizinischem Fachpersonal, das sich mit der natürlichen Fruchtbarkeitssteigerung auskennt, beraten und betreuen zu lassen. Diese Experten können eine individuelle Beratung anbieten, die Fortschritte überwachen und auf etwaige Bedenken eingehen, die auftreten können. Darüber hinaus ist es wichtig, die Nuancen der individuellen Reaktionen auf diese natürlichen Methoden zu erkennen. Der Körper eines jeden Menschen kann auf verschiedene Maßnahmen unterschiedlich reagieren, so dass für optimale Ergebnisse ein maßgeschneiderter Ansatz erforderlich ist. Durch sorgfältiges Abwägen des Nutzen-Risiko-Verhältnisses und fundierte Entscheidungen kann der Einzelne seine Fruchtbarkeit ganzheitlich verbessern.

Kräuter und Nahrungsergänzungsmittel für die Fruchtbarkeit

Um die Fruchtbarkeit durch pflanzliche Heilmittel zu verbessern, ist ein tiefes Verständnis der traditionellen Praktiken und der modernen Forschung erforderlich. In diesem Abschnitt tauchen wir in die Welt der traditionellen Fruchtbarkeitskräuter ein und erkunden ihren Nutzen, ihre Verwendung und ihre Sicherheit. Wir erforschen auch den Bereich der Kräuterforschung und beleuchten wissenschaftliche Methoden und Beweise für den Einfluss bestimmter Kräuter auf die Fruchtbarkeit. Die richtige Dosierung und der Synergieeffekt von Kräutern sind wichtige Aspekte, die es zu berücksichtigen gilt, ebenso wie die Rolle des Heilpraktikers bei der Anleitung und Individualisierung von Fruchtbarkeitsplänen. Begleiten Sie uns, wenn wir das komplizierte Geflecht der pflanzlichen Fruchtbarkeitsförderung enträtseln und den Weg für einen ganzheitlichen Ansatz für die reproduktive Gesundheit ebnen.

Überblick über die in der traditionellen Fruchtbarkeitspraxis verwendeten Kräuter

Traditionelle Fruchtbarkeitskräuter werden seit Jahrhunderten für ihr Potenzial zur Verbesserung der reproduktiven Gesundheit verehrt. Zu den gängigen Fruchtbarkeitskräutern gehört Vitex Agnus-Castus, auch bekannt als Keuschbaumbeere. Dieses Kraut ist bekannt für seine Fähigkeit, den Hormonhaushalt von Männern und Frauen zu regulieren und so möglicherweise bei unregelmäßigen Menstruationszyklen zu helfen und den Eisprung zu unterstützen. Die Maca-Wurzel, ein weiteres bekanntes Fruchtbarkeitskraut, soll die Libido und das Energieniveau steigern und bietet einen natürlichen Ansatz zur Erhöhung der Fruchtbarkeit. Dong Quai, oft als "weiblicher Ginseng" bezeichnet, wird zur Regulierung der Menstruationszyklen und zur Förderung der allgemeinen reproduktiven Gesundheit eingesetzt.

Tribulus Terrestris hat an Popularität gewonnen, weil es die Fruchtbarkeit des Mannes verbessern kann, indem es die Spermienqualität und -beweglichkeit steigert. Rotklee, ein Kraut, das reich an Phytoöstrogenen ist, soll die Gesundheit der Gebärmutter unterstützen und das allgemeine reproduktive Wohlbefinden fördern. Diese Kräuter werden zwar traditionell mit nachgewiesenen Vorteilen verwendet, aber die aktuelle wissenschaftliche Forschung zu ihrer

Wirksamkeit ist noch in der Entwicklung begriffen, so dass weitere Studien gerechtfertigt sind.

Die Bestimmung der richtigen Dosierung für jedes Kraut ist für eine sichere und wirksame Anwendung unerlässlich. Es ist ratsam, einen qualifizierten Kräuterspezialisten oder Gesundheitsdienstleister zu konsultieren, um die richtige Dosierung sicherzustellen und mögliche Wechselwirkungen mit Fruchtbarkeitsmedikamenten zu berücksichtigen. Einige Kräuter können während der Schwangerschaft oder in Kombination mit bestimmten Medikamenten kontraindiziert sein. Bevor Sie Fruchtbarkeitskräuter in Ihre Wellness-Routine aufnehmen, sollten Sie unbedingt eine professionelle Beratung in Anspruch nehmen, um ihre Vorteile zu optimieren und gleichzeitig die Sicherheit zu berücksichtigen.

Wissenschaftliche Beweise für pflanzliche Heilmittel

In der Kräuterforschung im Bereich der Fruchtbarkeit werden traditionelles Wissen und moderne wissenschaftliche Methoden zusammengeführt, um die Auswirkungen bestimmter Kräuter auf die reproduktive Gesundheit zu untersuchen. Dieser rigorose Ansatz umfasst systematische Untersuchungen, klinische Studien und Beobachtungsstudien, um die Mechanismen zu erkennen, durch die diese Kräuter die Fruchtbarkeit beeinflussen könnten. Die wissenschaftlichen Methoden bei Fruchtbarkeitsstudien im Zusammenhang mit Kräutern umfassen eine Reihe von

Bewertungen, von der Untersuchung des Hormonspiegels und der Funktion der Fortpflanzungsorgane bis hin zur Analyse der Spermienqualität und der Eientwicklung.

Neue Erkenntnisse deuten darauf hin, dass bestimmte Kräuter wie Chasteberry, Maca-Wurzel und Tribulus terrestris die Fruchtbarkeit beeinflussen können, indem sie möglicherweise den Menstruationszyklus regulieren, die Spermienbeweglichkeit verbessern oder die allgemeine reproduktive Gesundheit fördern. Auch wenn diese Ergebnisse vielversprechend sind, muss man sich über die Grenzen der derzeitigen wissenschaftlichen Erkenntnisse im Klaren sein. Viele Studien in diesem Bereich sind oft klein, vorläufig oder die Ergebnisse sind nicht einheitlich. Dies zeigt, dass weitere solide Forschungsarbeiten erforderlich sind, um diese Assoziationen zu validieren und sie effektiv in die klinische Praxis zu übertragen.

Darüber hinaus sind Überlegungen zur Sicherheit und zu den Kontraindikationen pflanzlicher Maßnahmen zur Steigerung der Fruchtbarkeit von größter Bedeutung. Das Verständnis potenzieller Wechselwirkungen zwischen Kräutern und Arzneimitteln, allergischer Reaktionen und angemessener Dosierungen ist unerlässlich, um das Wohlergehen von Menschen zu gewährleisten, die ihre Fruchtbarkeit auf natürliche Weise steigern wollen. Die Zusammenarbeit zwischen Kräuterkundigen, Gesundheitsdienstleistern und

Forschern ist von entscheidender Bedeutung, um diese komplexen Zusammenhänge zu bewältigen und den Menschen auf ihrem Weg der Fortpflanzung eine evidenzbasierte Anleitung zu geben.

Die Förderung der laufenden Forschung im Bereich der pflanzlichen Fruchtbarkeitsförderung ist entscheidend für den Wissenszuwachs in diesem Bereich. Durch die Förderung der interdisziplinären Zusammenarbeit, die Investition in größere klinische Studien und die Stärkung des öffentlichen Bewusstseins für pflanzliche Optionen können wir ein umfassenderes Verständnis für die potenziellen Vorteile und Risiken im Zusammenhang mit der Einbeziehung von Kräutern zur Unterstützung der Fruchtbarkeit fördern. Dieses Engagement für eine kontinuierliche Erforschung und Aufklärung ist unerlässlich, um Menschen in die Lage zu versetzen, fundierte Entscheidungen in Bezug auf ihre reproduktive Gesundheit zu treffen und ihre Chancen auf eine Elternschaft mit natürlichen Mitteln zu optimieren.

Dosierung und Verabreichung von pflanzlichen Ergänzungsmitteln

Die richtige Dosierung ist ein grundlegender Aspekt der Kräutermedizin, der sowohl Sicherheit als auch Wirksamkeit bei der Unterstützung der Fruchtbarkeit und der allgemeinen Gesundheit gewährleistet. Bei der Betrachtung der Dosierung von Kräutern spielen mehrere kritische Faktoren eine Rolle, um die richtige Menge für die Bedürfnisse einer Person zu bestimmen. Zu diesen Faktoren gehören das Alter, das Gewicht, der Gesundheitszustand, das verwendete Kraut sowie etwaige Vorerkrankungen oder Medikamente, die der Patient einnimmt. Die Kenntnis dieser Faktoren ist entscheidend für die richtige Dosierung, um die gewünschte therapeutische Wirkung zu erzielen und gleichzeitig unerwünschte Wirkungen zu vermeiden.

In der Kräutermedizin besteht ein feines Gleichgewicht zwischen der Einnahme einer ausreichenden Menge des Krauts, um eine positive Reaktion hervorzurufen, und der Vermeidung einer Überdosierung, die zu möglichen Neben- oder Wechselwirkungen führen kann. Eine gleichbleibende Dosierung ist von entscheidender Bedeutung, um die gewünschte Wirkung des Krauts über einen längeren Zeitraum zu erzielen. Zu den sicheren Verabreichungsmethoden gehört es, seriöse Informationsquellen zu nutzen, wie z. B. die Beratung durch erfahrene Kräuterspezialisten oder Gesundheitsdienstleister, um angemessene Dosierungen auf der Grundlage der individuellen Umstände zu bestimmen.

Die Überwachung der Wirkung des pflanzlichen Mittels auf den Einzelnen ist von wesentlicher Bedeutung, da die Reaktionen von Mensch zu Mensch unterschiedlich sein können. Eine genaue Beobachtung ermöglicht es, bei Bedarf

Anpassungen vorzunehmen und sicherzustellen, dass die Dosierung angemessen und wirksam bleibt. Regelmäßige Konsultationen mit einem qualifizierten Gesundheitsdienstleister oder Kräuterspezialisten können wertvolle Hinweise zur Anpassung der Dosierung geben und dabei helfen, etwaige Bedenken auszuräumen, die im Verlauf der Kräuterbehandlung auftreten können. Durch sorgfältige Beachtung dieser Dosierungsüberlegungen und fundierte Entscheidungen kann der Einzelne die Vorteile pflanzlicher Heilmittel nutzen und gleichzeitig die potenziellen Risiken minimieren.

Kombination von Kräutern für synergistische Effekte

Kräutersynergie ist ein faszinierendes Konzept, das die Art und Weise unterstreicht, in der bestimmte Kräuter bei gemeinsamer Anwendung positiv interagieren und ihre individuellen Wirkungen potenziell verstärken können. Dieses Prinzip ist sehr vielversprechend, wenn es um Kräuterkombinationen zur Förderung der Fruchtbarkeit geht. Beim Mischen von Kräutern zu diesem Zweck sind mehrere wichtige Überlegungen anzustellen, um nicht nur die Wirksamkeit, sondern auch die Sicherheit zu gewährleisten.

Zunächst einmal ist es wichtig, die spezifischen Eigenschaften der einzelnen Kräuter zu kennen. So kann beispielsweise Rotklee, der für seine hormonausgleichenden Eigenschaften bekannt ist, synergetisch mit Himbeerblättern wirken, die reich an essenziellen Nährstoffen sind, die die reproduktive Gesundheit unterstützen. In ähnlicher Weise kann die Kombination der Keuschbaumbeere, die für ihre Wirkung auf den Hormonhaushalt bekannt ist, mit Traubensilberkerze, die für ihr Potenzial zur Regulierung der Menstruation bekannt ist, eine wirksame Mischung zur Unterstützung der Fruchtbarkeit darstellen.

Bei der Erforschung von Kräuterkombinationen für die Fruchtbarkeit ist es wichtig, auf mögliche Risiken und Wechselwirkungen zu achten. Bestimmte Kräuter können in Verbindung mit Medikamenten oder bereits bestehenden Gesundheitszuständen kontraindiziert sein, was eine vorsichtige Anwendung erforderlich macht. Auch allergische Reaktionen sind möglich, was unterstreicht, wie wichtig es ist, professionelle Hilfe in Anspruch zu nehmen.

Es wird dringend empfohlen, einen qualifizierten Kräuterexperten oder Gesundheitsdienstleister zu konsultieren, wenn Sie personalisierte Kräuterkombinationen in Betracht ziehen. Diese Experten können auf der Grundlage individueller Bedürfnisse und Gesundheitsprofile maßgeschneiderte Ratschläge erteilen und so sicherstellen, dass Kräutersynergien auf dem Weg zu einer verbesserten Fruchtbarkeit sicher und effektiv genutzt werden. Mit professioneller Anleitung können Sie sich sicher auf dem Gebiet der pflanzlichen Fruchtbarkeitsförderung bewegen und die potenziellen Vorteile maximieren, während Sie die Risiken minimieren.

Beratung durch einen Heilpraktiker für individuelle Empfehlungen

Ein Heilpraktiker spielt eine wichtige Rolle bei der Unterstützung von Menschen auf ihrem Weg zur Fruchtbarkeit und bietet eine Fülle von Fachwissen über natürliche Gesundheit und maßgeschneiderte Fruchtbarkeitspläne. Naturheilkundler erkennen das komplexe Zusammenspiel der Faktoren, die sich auf die Fruchtbarkeit auswirken, und bieten individuelle Beratung, die auf die einzigartigen Bedürfnisse und Umstände jedes Einzelnen zugeschnitten ist. Ihr ganzheitlicher Ansatz berücksichtigt nicht nur die körperliche Gesundheit, sondern auch das geistige und emotionale Wohlbefinden, denn sie wissen, dass diese Aspekte einen großen Einfluss auf die reproduktive Gesundheit haben.

Bei einer Konsultation mit einem Naturheilkundler können Sie ausführliche Gespräche erwarten, die verschiedene Aspekte wie Lebensstil, Ernährungsgewohnheiten, Bewegungsroutinen, Stresslevel und die medizinische Vorgeschichte abdecken. Diese Gespräche zielen darauf ab, mögliche Faktoren aufzudecken, die zu Fruchtbarkeitsstörungen beitragen, und einen umfassenden Plan zu erstellen, um diese auf natürliche Weise anzugehen.

Für ein erfolgreiches Beratungsgespräch ist es wichtig, relevante medizinische Unterlagen, aktuelle Testergebnisse, eine Liste aktueller Medikamente und Details zu Lebensgewohnheiten mitzubringen. Diese Informationen liefern dem Heilpraktiker wertvolle Erkenntnisse, um einen maßgeschneiderten Behandlungsplan zu erstellen, der auf die Ziele und Vorlieben des Einzelnen abgestimmt ist.

Die Befolgung naturheilkundlicher Empfehlungen setzt voraus, dass man sich an die vorgeschlagenen Ernährungsumstellungen und Änderungen der Lebensweise hält und pflanzliche Präparate oder Naturheilmittel wie vorgeschrieben einnimmt. Das Verständnis der potenziellen Nebenwirkungen dieser Behandlungen ist entscheidend für eine fundierte Entscheidungsfindung und eine kontinuierliche Steuerung der eigenen Fruchtbarkeitsreise.

Regelmäßige Folgekonsultationen sind wichtig, um die Fortschritte zu verfolgen, notwendige Anpassungen des Behandlungsplans vorzunehmen und eine optimale Unterstützung während des gesamten Prozesses der Fruchtbarkeitssteigerung zu gewährleisten. Durch die Aufrechterhaltung einer offenen Kommunikation, die aktive Teilnahme an der Behandlung und das Engagement für den ganzheitlichen Ansatz, den ein Naturheilkundler anbietet, können Menschen ihren Weg zur Elternschaft mit Zuversicht und Entscheidungskompetenz beschreiten.

IV. Ernährung und Fruchtbarkeit

Die Bedeutung von Ernährungsentscheidungen

Um sich auf die Reise zur Fruchtbarkeit zu begeben, muss man sich eingehend mit den verschiedenen Faktoren befassen, die zur reproduktiven Gesundheit beitragen. In diesem Abschnitt befassen wir uns mit der entscheidenden Rolle, die unsere Ernährungsgewohnheiten bei der Förderung der Fruchtbarkeit spielen. Von der Unterscheidung zwischen Vollwertkost und verarbeiteten Lebensmitteln bis hin zu den Auswirkungen von Makronährstoffen und Flüssigkeitszufuhr auf die reproduktive Gesundheit werden wir aufdecken, wie unsere Lebensmittelauswahl unsere Chancen auf eine Empfängnis erheblich beeinflussen kann. Seien Sie dabei, wenn wir herausfinden, wie wichtig es ist, fruchtbarkeitsfördernde Nährstoffe, Superfoods und Flüssigkeitszufuhr in unsere tägliche Ernährung zu integrieren, um eine optimale Fruchtbarkeit zu erreichen.

Für die reproduktive Gesundheit wichtige Nährstoffe

Antioxidantien sind sowohl für die Ei- als auch für die Spermienqualität von entscheidender Bedeutung, da sie dazu beitragen, oxidativen Stress zu bekämpfen, der ein Schlüsselfaktor für Unfruchtbarkeit ist. Vitamine, insbesondere Vitamin C und E, sind starke Antioxidantien, die die Fortpflanzungszellen vor Schäden durch freie Radikale schützen. Diese Vitamine unterstützen die Fruchtbarkeit, indem sie den oxidativen Stress für Eizellen und Spermien verringern. Darüber hinaus sind Mineralstoffe wie Zink und Selen für die Gesundheit der Fortpflanzungsorgane unerlässlich, da sie eine Rolle bei der Produktion, Qualität und Beweglichkeit der Spermien spielen. Diese Mineralien tragen auch zum hormonellen Gleichgewicht bei und unterstützen so die Fruchtbarkeit bei Männern und Frauen.

Makronährstoffe, zu denen Proteine und gesunde Fette gehören, sind für die reproduktive Gesundheit von entscheidender Bedeutung. Proteine sind für die Hormonregulation unerlässlich, während gesunde Fette eine Rolle bei der Unterstützung eines ordnungsgemäßen Eisprungs und der Eientwicklung spielen. Ein ausgewogenes Verhältnis von Makronährstoffen in der Ernährung ist entscheidend für die Aufrechterhaltung einer optimalen Fruchtbarkeit.

Die Hydratation ist ein weiterer Schlüsselfaktor für die reproduktive Gesundheit. Ein angemessener Wasserhaushalt ist für eine ausreichende Schleimproduktion im Gebärmutterhals erforderlich, die den Transport und die Lebensfähigkeit der Spermien erleichtert. Dehydrierung kann diesen Prozess behindern und sich negativ auf die Fruchtbarkeitsergebnisse auswirken.

Eine unzureichende Zufuhr von Antioxidantien, Vitaminen, Mineralien, Makronährstoffen und Wasser kann zu

Mängeln führen, die sich auf die Fruchtbarkeit auswirken können. Diese Defizite können die Qualität von Eizellen und Spermien beeinträchtigen, zu hormonellen Ungleichgewichten führen und die Fortpflanzung erschweren. Dies unterstreicht die zentrale Rolle, die die richtige Ernährung und Flüssigkeitszufuhr bei der Förderung der reproduktiven Gesundheit und der Fruchtbarkeit insgesamt spielen.

Vollwertiges Essen vs. verarbeitete Lebensmittel für die Fruchtbarkeit

Vollwertige Lebensmittel und verarbeitete Lebensmittel stellen zwei unterschiedliche Kategorien im Bereich der Ernährung dar, die beide erhebliche Auswirkungen auf die Fruchtbarkeit und die allgemeine Gesundheit haben. Vollwertige Lebensmittel umfassen natürliche, unverarbeitete Lebensmittel wie Obst, Gemüse, Vollkornprodukte, mageres Eiweiß und Nüsse, die ihre ursprüngliche Nährstoffzusammensetzung behalten. Im Gegensatz dazu werden verarbeitete Lebensmittel oft durch den Zusatz von Konservierungsstoffen, Zucker, ungesunden Fetten und künstlichen Zutaten verändert, was ihren Nährwert mindert und die Gesundheit beeinträchtigen kann.

Die positiven Auswirkungen von Vollwertkost auf die Fruchtbarkeit liegen in ihrem nährstoffreichen Profil. Vollwertige Lebensmittel enthalten wichtige Vitamine wie Folsäure, Eisen und Zink sowie Antioxidantien, die für die reproduktive Gesundheit von entscheidender Bedeutung sind. Im Gegensatz dazu können verarbeitete Lebensmittel, die viel raffinierten Zucker, Transfette und Chemikalien enthalten, das hormonelle Gleichgewicht stören, Entzündungen fördern und die Fruchtbarkeit beeinträchtigen.

Die Umstellung von verarbeiteten auf vollwertige Lebensmittel ist ein entscheidender Schritt zur Förderung der Fruchtbarkeit. Achten Sie auf eine Ernährung, die reich an buntem Obst und Gemüse, Vollkornprodukten, magerem Eiweiß und gesunden Fetten ist, und reduzieren Sie gleichzeitig den Konsum von verarbeiteten Snacks, zuckerhaltigen Getränken und Fast Food. Diese Umstellung auf Vollwertkost fördert nicht nur die Fruchtbarkeit, sondern auch das allgemeine Wohlbefinden und unterstreicht den tiefgreifenden Einfluss, den die Ernährung auf die reproduktive Gesundheit und den Weg zur Elternschaft hat. Durch eine informierte und achtsame Auswahl von Lebensmitteln können die Menschen ihren Körper stärken und ihr Fruchtbarkeitspotenzial optimieren.

Mahlzeitenplanung zur Optimierung der Fruchtbarkeit

Im Bereich der Fruchtbarkeitsförderung kann die Rolle der Nährstoffe gar nicht hoch genug eingeschätzt werden. Innerhalb dieser Nährstofflandschaft stechen bestimmte Substanzen aufgrund ihrer tiefgreifenden Auswirkungen auf die reproduktive Gesundheit hervor. Omega-3-Fettsäuren, die reichlich in fettem Fisch wie Lachs, Leinsamen und Walnüssen enthalten sind, haben starke hormonregulierende Eigenschaften, die einen optimalen Eisprung und eine optimale Spermienproduktion unterstützen. Ergänzend dazu dient der Verzehr von Lebensmitteln, die reich an Antioxidantien sind, wie lebendige Beeren, dunkles Blattgemüse wie Spinat und verschiedene Nüsse, dazu, oxidativen Stress im Körper zu bekämpfen und ein Umfeld zu schaffen, das die Qualität von Eizellen und Spermien fördert.

Eine speziell auf die Optimierung der Fruchtbarkeit ausgerichtete Ernährung sollte ein breites Spektrum an Nährstoffen umfassen, die für die reproduktive Gesundheit wichtig sind. Eisen aus Quellen wie magerem Fleisch und Hülsenfrüchten unterstützt die Blutzirkulation und die allgemeine Vitalität, während Vitamin D, das aus angereicherten Lebensmitteln stammt oder durch Sonneneinstrahlung synthetisiert wird, eine entscheidende Rolle für das hormonelle Gleichgewicht und die Fortpflanzungsfunktion spielt. Darüber hinaus unterstützt Folat, das reichlich in Blattgemüse, Linsen und Avocados enthalten ist, die Zellteilung und die DNA-Synthese und fördert so eine gesunde Schwangerschaft.

Eine ausgewogene und abwechslungsreiche Ernährung ist für das Erreichen der Fruchtbarkeitsziele von grundlegender Bedeutung. Die Bevorzugung eines reichhaltigen Angebots an Obst, Gemüse, Vollkornprodukten und mageren Proteinen gewährleistet nicht nur eine vielfältige

Nährstoffzufuhr, sondern fördert auch das allgemeine Wohlbefinden. Für Menschen, die mit Diabetes zu kämpfen haben, ist die Stabilisierung des Blutzuckerspiegels durch den Verzehr von komplexen Kohlenhydraten und ballaststoffreichen Lebensmitteln von zentraler Bedeutung für die Förderung eines fruchtbaren inneren Milieus. Menschen mit einer Glutensensitivität sollten auf glutenfreie Alternativen wie Quinoa, braunen Reis und Buchweizen zurückgreifen, um Entzündungsauslöser zu vermeiden, die die Fortpflanzungsprozesse stören könnten. Mit einer Ernährung, die reich an fruchtbarkeitsfördernden Nährstoffen ist und auf die individuellen gesundheitlichen Aspekte abgestimmt wird, können die Menschen ihre reproduktive Widerstandskraft stärken und den Weg zur Elternschaft mit mehr Elan und Optimismus beschreiten.

Hydratation und ihr Einfluss auf die Fruchtbarkeit

Die Flüssigkeitszufuhr ist ein grundlegender Pfeiler im Bereich der Fruchtbarkeit und hat erhebliche Auswirkungen auf verschiedene Aspekte, die für den Empfängnisprozess entscheidend sind. Eine ausreichende Wasserzufuhr ist der Dreh- und Angelpunkt für die Förderung des hormonellen Gleichgewichts, einer Grundvoraussetzung für die Optimierung der reproduktiven Gesundheit. Durch die Aufrechterhaltung einer optimalen Flüssigkeitszufuhr kann der Einzelne das empfindliche Gleichgewicht der Hormone bewahren, das für eine erfolgreiche Empfängnis und die allgemeine Fruchtbarkeit entscheidend ist.

Darüber hinaus unterstreicht der Zusammenhang zwischen Flüssigkeitszufuhr und Qualität der Zervixflüssigkeit die tiefgreifenden Auswirkungen, die der Wasserkonsum auf die komplizierten Mechanismen der Fruchtbarkeit haben kann. Ein gut hydrierter Zustand begünstigt die Produktion von gesundem Zervixschleim, der eine entscheidende Rolle dabei spielt, den Weg der Spermien zur Eizelle während des Eisprungs zu erleichtern.

Dehydrierung hingegen bedroht die Vitalität der Fortpflanzungszellen, kann ihre Funktion beeinträchtigen und den Prozess der Befruchtung behindern. Die Sicherstellung einer angemessenen Flüssigkeitszufuhr ist von entscheidender Bedeutung, um die Integrität und Lebensfähigkeit dieser wichtigen Zellen zu stärken und damit die Chancen auf eine erfolgreiche Empfängnis zu erhöhen.

Wasser spielt nicht nur für die Gesundheit der Zellen eine wichtige Rolle, sondern auch für die Ausscheidung von Giftstoffen, die die Fortpflanzungsfähigkeit beeinträchtigen können. Eine optimale Flüssigkeitszufuhr hilft dem Körper, schädliche Substanzen auszuspülen, und schafft so eine günstigere innere Umgebung für die Empfängnis und die Entwicklung des Fötus.

Um eine optimale Fruchtbarkeit aufrechtzuerhalten, empfehlen Experten eine tägliche Aufnahme von 8-10 Gläsern

Wasser, wobei der individuelle Bedarf von Faktoren wie Aktivitätsniveau und Umweltbedingungen abhängen kann. Wer sich gewissenhaft an die Richtlinien zur Flüssigkeitszufuhr hält, kann seine reproduktive Gesundheit stärken und seine Chancen auf eine natürliche Empfängnis erhöhen.

Superfoods zur Förderung der Fruchtbarkeit

Die Aufnahme von Superfoods in Ihre Ernährung kann eine wirksame Strategie zur Verbesserung der Fruchtbarkeit sein. Superfoods sind nährstoffreiche Lebensmittel, die eine breite Palette an Vitaminen, Mineralien, Antioxidantien und anderen nützlichen Verbindungen enthalten, die die reproduktive Gesundheit unterstützen. Wenn es um die Förderung der Fruchtbarkeit geht, spielen bestimmte Supernahrungsmittel sowohl für die weiblichen als auch für die männlichen Fortpflanzungsorgane eine wichtige Rolle.

Für Frauen können Superfoods wie Blattgemüse (z. B. Spinat und Grünkohl), Beeren (z. B. Blaubeeren und Himbeeren) und Samen (z. B. Leinsamen und Chiasamen) dazu beitragen, die Hormone zu regulieren, die Qualität der Eizellen zu verbessern und ein günstigeres Umfeld für die Empfängnis zu schaffen. Diese Lebensmittel sind reich an essenziellen Nährstoffen wie Folsäure, Eisen und Antioxidantien, die für die Fortpflanzungsfähigkeit wichtig sind.

Auf männlicher Seite können Superfoods wie Walnüsse, Kürbiskerne und dunkle Schokolade einen positiven Einfluss auf die Fruchtbarkeit haben. Diese Lebensmittel sind reich an Zink, Omega-3-Fettsäuren und Antioxidantien, die die Qualität, Anzahl und Beweglichkeit der Spermien verbessern können. Wenn Männer diese Superfoods in ihre Ernährung aufnehmen, können sie ihre reproduktive Gesundheit unterstützen und ihre Chancen auf eine erfolgreiche Empfängnis erhöhen.

Um das Beste aus den Superfoods für die Fruchtbarkeit herauszuholen, ist eine ausgewogene und abwechslungsreiche Ernährung mit einer breiten Palette an nährstoffreichen Lebensmitteln unerlässlich. Erwägen Sie, Superfoods wie Avocados, Quinoa, Süßkartoffeln und grünen Tee zu Ihren Mahlzeiten hinzuzufügen, um Ihren Körper mit den notwendigen Nährstoffen für eine optimale Fortpflanzungsfunktion zu versorgen. Eine Ernährung, die sich auf diese Supernahrungsmittel konzentriert, kann Ihnen helfen, eine gute Grundlage für Ihre Fruchtbarkeit zu schaffen.

Diätetische Strategien für das hormonelle Gleichgewicht

Sich auf den Weg zu machen, um die Fruchtbarkeit durch Ernährung zu verbessern, kann ein kraftvoller und ermutigender Schritt auf dem Weg zum Erreichen Ihrer reproduktiven Ziele sein. Wenn wir den entscheidenden Zusammenhang zwischen unserer Ernährung und unserem Hormonhaushalt verstehen, können wir den Weg für eine optimierte

Fruchtbarkeit ebnen. In diesem Abschnitt erfahren Sie, wie wichtig es ist, hormonfördernde Lebensmittel in Ihre Ernährung einzubauen, und wie sich entzündungshemmende Optionen, Darmgesundheit, Gewichtsmanagement und eine auf die Fruchtbarkeit ausgerichtete Küche auswirken. Machen Sie sich bereit, Ihren Körper mit den Nährstoffen zu versorgen, die er braucht, um Ihre Fruchtbarkeit zu unterstützen.

Lebensmittel, die die Hormonproduktion unterstützen

Einführung in hormonell wirksame Nahrungsmittel

Zu verstehen, wie die Nahrung, die wir zu uns nehmen, die Hormonproduktion beeinflusst, ist für die Erhaltung der allgemeinen Gesundheit und des Wohlbefindens von entscheidender Bedeutung. Hormone spielen eine wichtige Rolle bei der Regulierung verschiedener Körperfunktionen wie Stoffwechsel, Wachstum, Stimmung und Fortpflanzung. Durch eine bewusste Auswahl der Lebensmittel, die wir essen, können wir unseren Hormonhaushalt positiv beeinflussen.

Die Bedeutung von Proteinen für die Hormonfunktion

Proteine sind die Bausteine des Lebens und entscheidend für die Produktion und Regulierung von Hormonen. Hormone bestehen aus Aminosäuren, die aus Proteinen gewonnen werden. Die Aufnahme von hochwertigen Eiweißquellen wie magerem Fleisch, Geflügel, Fisch, Eiern, Hülsenfrüchten und Milchprodukten in unsere Ernährung ist für die Unterstützung einer optimalen Hormonfunktion unerlässlich.

Die Rolle gesunder Fette für die Hormonsynthese

Gesunde Fette, wie Omega-3-Fettsäuren und einfach ungesättigte Fette, sind für die Hormonsynthese unerlässlich. Diese Fette helfen dem Körper bei der Produktion von Cholesterin, das als Vorläufer für die Produktion verschiedener Hormone dient, darunter Cortisol, Östrogen und Testosteron. Zu den Quellen für gesunde Fette gehören Avocados, Nüsse, Samen, Olivenöl und fetter Fisch.

Die Bedeutung von nährstoffreichem Gemüse für das Hormongleichgewicht

Nährstoffreiches Gemüse ist vollgepackt mit wichtigen Vitaminen, Mineralien und Antioxidantien, die eine entscheidende Rolle bei der Aufrechterhaltung des Hormonhaushalts spielen. Gemüse wie Brokkoli, Spinat, Grünkohl und Paprika enthalten Stoffe, die die Hormonproduktion und den Stoffwechsel unterstützen. Die Aufnahme einer Vielzahl bunter Gemüsesorten in Ihre Ernährung kann zur allgemeinen hormonellen Gesundheit beitragen.

Schlussfolgerung: Hormonunterstützende Lebensmittel in die Ernährung integrieren

Indem Sie eine Vielzahl von hormonfördernden Lebensmitteln, darunter proteinreiche Lebensmittel, gesunde Fette und nährstoffreiches Gemüse, in Ihre Ernährung aufnehmen, können Sie die Hormonproduktion, das Gleichgewicht und das allgemeine Wohlbefinden unterstützen. Eine bewusste Auswahl der Lebensmittel, die Sie zu sich nehmen, kann einen tiefgreifenden Einfluss auf Ihre hormonelle Gesundheit, Ihr Energieniveau, Ihre Stimmung und Ihre allgemeine Vitalität haben.

Entzündungshemmende Ernährung für die Fruchtbarkeit

Im Bereich der Fruchtbarkeit entpuppt sich die Entzündung als stiller Gegner, der einen spürbaren Einfluss auf das empfindliche Gleichgewicht der reproduktiven Gesundheit ausübt. Die störende Natur der Entzündung kann verschiedene Prozesse behindern, die für die Empfängnis sowohl bei Frauen als auch bei Männern entscheidend sind. Um diese Herausforderung zu meistern, ist eine entzündungshemmende Ernährung ein entscheidender Schritt zur Förderung der Fruchtbarkeit. Indem man bewusst entzündungsfördernde Stoffe von seinem Speiseplan streicht, kann man den Weg für ein günstigeres Umfeld für die Empfängnis ebnen.

Im Wesentlichen geht es bei einer entzündungshemmenden Ernährung um die bewusste Aufnahme von Lebensmitteln, die dafür bekannt sind, Entzündungen zu bekämpfen und die körperliche Harmonie zu fördern. Zu den wichtigsten Grundnahrungsmitteln dieses Ernährungskonzepts gehören eine Fülle von Obst, Gemüse, Vollkornprodukten und hochwertigen mageren Proteinen, die sich durch ihre bemerkenswerte Fähigkeit auszeichnen, Entzündungen zu lindern und die Fruchtbarkeit zu fördern. Der strategische Verzicht auf entzündungsfördernde Lebensmittel wie verarbeiteten Zucker, raffinierte Kohlenhydrate und Transfette ist entscheidend für die Eindämmung von Entzündungsreaktionen, die das reproduktive Wohlbefinden gefährden könnten.

Eine weitere Verbesserung des fruchtbarkeitsfördernden Potenzials einer entzündungshemmenden Ernährung liegt in der Aufnahme von Omega-3-Fettsäuren - einer Klasse von essenziellen Nährstoffen, die für ihre entzündungshemmende Wirkung bekannt sind. Omega-3-Fettsäuren, die aus nährstoffreichen Nahrungsmitteln wie fettem Fisch, Leinsamen und Walnüssen stammen, sind ein Leuchtturm zur Unterstützung der Fruchtbarkeit, da sie das hormonelle Gleichgewicht regulieren und die Fortpflanzungsfähigkeit verbessern. Das Paradigma einer mediterranen Ernährung, die sich durch einen hohen Anteil an pflanzlichen Lebensmitteln, Vollkornprodukten, Fisch und herzgesunden Fetten wie Olivenöl auszeichnet, kann ein pragmatischer Ansatz zur Stärkung der Fruchtbarkeit sein. Diese altehrwürdige Ernährungstradition liefert nicht nur eine Reihe von lebenswichtigen Nährstoffen und Antioxidantien, die für das reproduktive Wohlbefinden unverzichtbar sind, sondern verkörpert auch eine ganzheitliche Lebensphilosophie, die der Verbesserung der Fruchtbarkeit förderlich ist.

Darmgesundheit und ihre Rolle für die Fruchtbarkeit

Das Darmmikrobiom, eine komplexe Gemeinschaft von Billionen von Mikroorganismen, die in unserem Verdauungstrakt leben, spielt eine entscheidende Rolle für die allgemeine Gesundheit. Dieses komplizierte Ökosystem beeinflusst verschiedene Körperfunktionen, darunter Immunität, Stoffwechsel und sogar die Fruchtbarkeit. Ein Ungleichgewicht der Darmbakterien kann das hormonelle Gleichgewicht stören und sich möglicherweise auf die reproduktive Gesundheit auswirken.

Der Zusammenhang zwischen Darmgesundheit und hormonellem Gleichgewicht ist im Bereich der Fruchtbarkeit besonders wichtig. Der Darm kommuniziert mit dem endokrinen System, das die Hormonproduktion steuert und wichtige Fortpflanzungshormone wie Östrogen und Progesteron beeinflusst. Veränderungen in der Zusammensetzung der Darmbakterien können zu Entzündungen, Insulinresistenz und hormonellen Störungen führen, die die Fruchtbarkeit beeinträchtigen können.

Um die Fruchtbarkeit zu unterstützen, ist die Aufrechterhaltung eines gesunden Darmmilieus von entscheidender

Bedeutung. Probiotika - nützliche Bakterien - und Präbiotika - Nährstoffe, die diese Bakterien ernähren - spielen eine wichtige Rolle bei der Pflege eines vielfältigen und ausgewogenen Darmmikrobioms. Diese darmfreundlichen Komponenten können dazu beitragen, die Nährstoffaufnahme zu optimieren, Entzündungen zu verringern und den Hormonhaushalt zu regulieren, was alles für das Wohlbefinden der Fortpflanzungsorgane entscheidend ist.

Strategien zur Verbesserung der Darmgesundheit können sich positiv auf die Fruchtbarkeit auswirken. Der Verzehr von ballaststoffreichen Lebensmitteln, fermentierten Lebensmitteln und ausreichender Flüssigkeitszufuhr kann ein gesundes Darmmilieu fördern. Regelmäßige körperliche Betätigung, eine effektive Stressbewältigung und ausreichend Schlaf sind weitere Lebensstilfaktoren, die sich positiv auf die Darmgesundheit auswirken und eine optimale Fruchtbarkeit unterstützen können. Durch die Pflege eines gesunden Darmmikrobioms können Einzelpersonen proaktiv Schritte zur Verbesserung ihrer reproduktiven Gesundheit und ihres allgemeinen Wohlbefindens unternehmen.

Gewichtsmanagement für die Fruchtbarkeit Wellness

Das Verständnis des Zusammenhangs zwischen Gewicht und Fruchtbarkeit ist für die Behandlung von Problemen der reproduktiven Gesundheit von entscheidender Bedeutung. Ein gesunder Body-Mass-Index (BMI) ist ein wichtiger Indikator für das Fruchtbarkeitspotenzial. Sowohl

Übergewicht als auch Untergewicht können die reproduktive Gesundheit erheblich beeinträchtigen.

Menschen, die mit Übergewicht zu kämpfen haben, sind häufig mit einem hormonellen Ungleichgewicht konfrontiert, das den Eisprung und den Menstruationszyklus stören kann, was die Chancen auf eine Empfängnis verringert. Umgekehrt kann Untergewicht zu unregelmäßigen Perioden und einem ausbleibenden Eisprung aufgrund von zu wenig Körperfett führen, was sich negativ auf die Fruchtbarkeit auswirkt.

Wirksame Strategien zur Gewichtskontrolle sind für die Verbesserung der Fruchtbarkeitschancen von entscheidender Bedeutung. Achtsame Essgewohnheiten und Portionskontrolle können dabei helfen, ein gesundes Gewicht zu halten, das die Fortpflanzungsfunktionen unterstützt. Darüber hinaus hilft regelmäßige körperliche Betätigung nicht nur bei der Gewichtskontrolle, sondern trägt auch zum allgemeinen Wohlbefinden und zur Verbesserung der Fruchtbarkeit bei.

Zu den achtsamen Essgewohnheiten gehört, dass man sich der Auswahl der Lebensmittel, der Portionsgrößen und des Essverhaltens bewusst ist. Dieser Ansatz fördert eine ausgewogene Ernährung, die für die reproduktive Gesundheit unerlässlich ist. Die Kombination gesunder

Ernährungsgewohnheiten mit regelmäßiger körperlicher Betätigung bietet einen umfassenden Ansatz für das Gewichtsmanagement, der letztlich auch die Fruchtbarkeitsziele unterstützt.

Fruchtbarkeitsorientierte Rezepte und Mahlzeitsideen

Ein fruchtbarkeitsorientierter kulinarischer Ansatz beinhaltet, dass man die Auswirkungen von Lebensmitteln auf die reproduktive Gesundheit erkennt. Wesentliche Nährstoffe wie Antioxidantien, die oxidativen Stress und Entzündungen im Körper bekämpfen, und Omega-3-Fettsäuren, die mit einer verbesserten Eiqualität und Hormonproduktion in Verbindung gebracht werden, sind wichtige Bestandteile einer fruchtbarkeitsfördernden Ernährung.

Wenn es um Snacks geht, ist es von Vorteil, ausgewogene und fruchtbarkeitsfreundliche Optionen zu wählen. Nüsse wie Mandeln und Walnüsse, Samen wie Leinsamen und Kürbiskerne sowie frisches Obst wie Beeren und Orangen liefern eine Mischung aus Vitaminen, Mineralstoffen und gesunden Fetten, die für die Fortpflanzungsfähigkeit wichtig sind. Diese Snacks können helfen, den Blutzuckerspiegel zu stabilisieren und das hormonelle Gleichgewicht zu fördern.

Für diejenigen, die sich vegan oder vegetarisch ernähren, ist eine ausreichende Zufuhr von Nährstoffen wie Eiweiß, Eisen und Vitamin B12 zur Unterstützung der Fruchtbarkeit unerlässlich. Die Aufnahme von pflanzlichen Quellen wie

Linsen, Bohnen, Quinoa, Blattgemüse, angereicherte Pflanzenmilch und Nährhefe kann helfen, diesen Nährstoffbedarf zu decken.

Die Aufnahme von fruchtbarkeitsfördernden Superfoods in die Mahlzeiten kann die reproduktive Gesundheit weiter verbessern. Lebensmittel wie Spinat, Grünkohl, Blaubeeren, Chiasamen und Avocados sind reich an Vitaminen, Mineralien und Antioxidantien, die die Gesundheit von Ei- und Samenzellen, den Hormonhaushalt und die allgemeine Fortpflanzungsfähigkeit unterstützen. Wenn Sie diese Zutaten in Ihre Rezepte integrieren, können Sie Mahlzeiten zubereiten, die Ihren Körper nähren und die Fruchtbarkeit auf natürliche Weise fördern.

V. Alternative Methoden zur Unterstützung der Fruchtbarkeit

Akupunktur für die Reproduktionsgesundheit

Wenn man sich auf eine Reise zur Verbesserung der Fruchtbarkeit begibt, muss man sich in die komplizierte Welt der Traditionellen Chinesischen Medizin begeben. Bei der Erforschung des Konzepts des Qi und der Rolle von Yin und Yang in der reproduktiven Gesundheit darf man den wichtigen Beitrag der Akupunkturpunkte nicht übersehen. Vom verjüngenden Guanyuan (REN4) bis zum harmonisierenden Sanyinjiao (SP6) spielt jeder Punkt eine entscheidende Rolle bei der Förderung der Fruchtbarkeit. Entdecken Sie mit uns die Bedeutung dieser Akupunkturpunkte und erfahren Sie, wie die richtige Auswahl die Behandlung zur Steigerung der Fruchtbarkeit optimieren kann.

Ansatz der traditionellen chinesischen Medizin zur Fruchtbarkeit

Die Traditionelle Chinesische Medizin (TCM) bietet eine einzigartige Perspektive auf die Fruchtbarkeit. Sie betrachtet sie als Spiegelbild des Gleichgewichts und des Flusses des Qi, der grundlegenden Lebenskraft, die den Körper durchdringt. In der TCM-Philosophie steht das Konzept des Qi für die Lebensenergie, die das Leben erhält und für die allgemeine Gesundheit, einschließlich des reproduktiven Wohlbefindens, unerlässlich ist.

Im Mittelpunkt des TCM-Ansatzes zur Fruchtbarkeit stehen die Konzepte von Yin und Yang, die für die komplementären und miteinander verbundenen Kräfte im Universum stehen. Yin, das mit Aspekten wie Kühle und Empfänglichkeit assoziiert wird, und Yang, das mit Wärme und Aktivität verbunden ist, müssen für eine optimale reproduktive Gesundheit in einem harmonischen Gleichgewicht sein.

Die Akupunktur, ein Eckpfeiler der TCM-Praxis, wird häufig zur Unterstützung der Fruchtbarkeit eingesetzt, indem bestimmte Punkte entlang der Meridiane angesprochen werden, um den Qi-Fluss zu regulieren und Ungleichgewichte zu beheben, die sich auf die Fortpflanzungsfunktionen auswirken können. Es wird angenommen, dass diese Akupunkturpunkte dazu beitragen, die Blutzirkulation zu den Fortpflanzungsorganen zu verbessern, den Hormonhaushalt zu regulieren und Stress abzubauen und damit die Fruchtbarkeit zu fördern.

Darüber hinaus verwendet die TCM eine Vielzahl von pflanzlichen Arzneimitteln, die dafür bekannt sind, dass sie die Fruchtbarkeit fördern, indem sie das Qi nähren, den Menstruationszyklus regulieren und die allgemeine reproduktive Gesundheit unterstützen. Kräuter wie Dong Quai, Ginseng und Chasteberry werden in der TCM häufig wegen ihrer angeblichen Vorteile bei der Verbesserung der Fruchtbarkeit empfohlen.

Durch die Integration von Akupunktur, Kräutermedizin und Empfehlungen zum Lebensstil bietet die TCM einen ganzheitlichen Ansatz zur Verbesserung der Fruchtbarkeit, der darauf abzielt, sowohl die physischen als auch die energetischen Aspekte der reproduktiven Gesundheit zu optimieren, um Einzelpersonen und Paare auf ihrem Weg zur Elternschaft zu unterstützen.

Akupunkturpunkte zur Förderung der Fruchtbarkeit

Akupunkturpunkte verstehen:

Die Akupunktur ist ein wichtiger Bestandteil der traditionellen chinesischen Medizin, die darauf abzielt, das Gleichgewicht wiederherzustellen und die Gesundheit zu fördern, indem sie bestimmte Punkte im Körper stimuliert. Im Zusammenhang mit der Förderung der Fruchtbarkeit haben sich mehrere Akupunkturpunkte als besonders förderlich für die reproduktive Gesundheit erwiesen.

1. Zusanli (ST36) ist ein weit verbreiteter Akupunkturpunkt, der für seine Fähigkeit bekannt ist, das allgemeine Wohlbefinden zu steigern. Durch die Stimulierung dieses Punktes können die Menschen ein höheres Energieniveau, eine bessere Verdauung und allgemeine Vitalität erfahren, was sich positiv auf die Fruchtbarkeit auswirken kann.

2. Sanyinjiao (SP6) ist ein weiterer wichtiger Akupunkturpunkt im Zusammenhang mit dem

Hormonhaushalt. Durch die Beeinflussung dieses Punktes soll der Hormonhaushalt reguliert werden, insbesondere der Hormonhaushalt im Zusammenhang mit dem Menstruationszyklus und dem Eisprung, die für die Fruchtbarkeit entscheidend sind.

3. Guanyuan (REN4) ist speziell auf die Förderung der Fruchtbarkeit ausgerichtet. Durch die Konzentration auf diesen Punkt soll der Blutfluss zu den Fortpflanzungsorganen verbessert, der Menstruationszyklus reguliert und die allgemeine Gesundheit des Fortpflanzungssystems unterstützt werden.

4. Zigong (EX-CA1) ist ein Punkt, der speziell die Gesundheit der Gebärmutter anspricht. Die Stimulierung dieses Punktes kann helfen, eine gesunde Gebärmutter zu fördern, den Menstruationsfluss zu regulieren und die optimale Funktion der Fortpflanzungsorgane zu unterstützen.

Durch die Kenntnis der spezifischen Vorteile dieser Akupunkturpunkte können Ärzte die Behandlungen auf die individuellen Fruchtbarkeitsprobleme zuschneiden und so das Potenzial für erfolgreiche Ergebnisse und die allgemeine reproduktive Gesundheit maximieren. Optimale Behandlungsergebnisse können durch die präzise Auswahl und Ausrichtung dieser Akupunkturpunkte erzielt werden, wobei die individuellen Bedürfnisse jedes Einzelnen, der seine Fruchtbarkeit verbessern möchte, zu berücksichtigen sind.

Akupressurtechniken zur Stressreduzierung

Akupressur ist eine ganzheitliche Heilmethode, die ihre Wurzeln in der Traditionellen Chinesischen Medizin hat. Dabei wird Druck auf bestimmte Punkte des Körpers ausgeübt, um die natürlichen Heilkräfte des Körpers zu stimulieren. Die jahrtausendealte Akupressur basiert auf denselben Prinzipien wie die Akupunktur. Anstelle von Nadeln werden jedoch Finger, Handflächen oder spezielle Werkzeuge verwendet, um Druck auf wichtige Punkte entlang der Energiebahnen, den sogenannten Meridianen, auszuüben.

Einer der wichtigsten Vorteile der Akupressur ist ihre Wirksamkeit beim Stressabbau. Durch die gezielte Behandlung von Akupunkturpunkten, die mit Stress und Anspannung in Verbindung gebracht werden, hilft die Akupressur, Blockaden im Energiefluss des Körpers zu lösen, was Entspannung und ein Gefühl der Ruhe fördert. Wenn diese Energiebahnen durch Akupressur ins Gleichgewicht gebracht werden, werden die Selbstheilungsmechanismen des Körpers aktiviert, was zu einem besseren allgemeinen Wohlbefinden führt.

Es gibt verschiedene Techniken zur Anwendung von Akupressur zur Stressbewältigung, wie z. B. sanftes Kneten,

Klopfen oder Druck auf bestimmte Punkte wie den Akupunkturpunkt Pericardium 6, der für seine beruhigende Wirkung bekannt ist. Die regelmäßige Anwendung dieser Techniken ist unerlässlich, um einen dauerhaften Nutzen zu erzielen. Konsequente Akupressur-Sitzungen tragen dazu bei, das Gleichgewicht im Körper aufrechtzuerhalten, die Wahrscheinlichkeit stressbedingter Beschwerden zu verringern und die emotionale und körperliche Harmonie zu fördern.

Obwohl Akupressur im Allgemeinen als sicher gilt, wenn sie richtig praktiziert wird, ist es wichtig, einige grundlegende Sicherheitstipps zu beachten. Anfänger sollten mit leichtem Druck beginnen und die Intensität allmählich steigern, wenn sie sich wohl fühlen. Es ist sehr wichtig, nicht zu stark zu drücken oder auf Bereiche zu drücken, die unter gesundheitlichen Problemen leiden, kürzlich verletzt wurden oder Narben aufweisen. Ein offenes Gespräch mit einem ausgebildeten Akupressur-Praktiker kann eine sichere und wirksame Praxis gewährleisten, die auf die individuellen Bedürfnisse zugeschnitten ist. Durch die Einbeziehung der Akupressur in eine regelmäßige Selbstbehandlungsroutine kann der Einzelne ihre stresslindernde Wirkung nutzen und seine allgemeine Gesundheit und sein Wohlbefinden fördern.

Das Verständnis dualer Ansätze:

Im Bereich der Fruchtbarkeitssteigerung bedeutet das Konzept der dualen Ansätze die Verschmelzung von traditionellen medizinischen Verfahren mit natürlichen, ganzheitlichen Methoden zur Optimierung der reproduktiven Gesundheit. Bei diesem Ansatz werden die Vorteile sowohl konventioneller Behandlungen wie assistierte Reproduktionstechnologien (ART) und Medikamente als auch natürlicher Heilmittel wie Akupunktur, Kräuterzusätze und Änderungen der Lebensweise anerkannt. Durch die Integration dieser beiden Paradigmen kann der Einzelne potenziell ein breiteres Spektrum an Faktoren berücksichtigen, die sich auf die Fruchtbarkeit auswirken, was zu einem umfassenderen und individuelleren Ansatz für die Empfängnis führt.

Rechtliche Erwägungen anerkennen:

Das Navigieren in der rechtlichen Landschaft bei Fruchtbarkeitsbehandlungen ist von größter Bedeutung, insbesondere wenn duale Ansätze verwendet werden. Rechtliche Erwägungen können Fragen im Zusammenhang mit der Verwendung von Naturheilmitteln, der Einwilligung nach Aufklärung bei medizinischen Verfahren und der Regulierung von Fruchtbarkeitsbehandlungen in bestimmten Rechtsordnungen betreffen. Die Beratung durch Rechtsexperten stellt sicher, dass der Einzelne gut informiert ist und die einschlägigen Gesetze und ethischen Normen einhält, wenn er eine Fruchtbarkeitssteigerung durch integrierte Methoden anstrebt.

Erstellung von kooperativen Gesundheitsplänen:

Die Ausarbeitung gemeinsamer Gesundheitspläne beinhaltet die Zusammenarbeit mit Gesundheitsdienstleistern, Heilpraktikern und anderen Experten, um einen individuellen Fahrplan zur Verbesserung der Fruchtbarkeit zu erstellen. Diese Pläne umfassen in der Regel eine Reihe von Maßnahmen, die auf die Bedürfnisse des Einzelnen zugeschnitten sind und medizinische Behandlungen, Ernährungsumstellungen, Bewegungsroutinen, Stressbewältigungstechniken und andere unterstützende Maßnahmen umfassen. Indem sie das Fachwissen verschiedener Ärzte vereinen, können kooperative Gesundheitspläne einen ganzheitlichen und synergetischen Ansatz zur Verbesserung der reproduktiven Gesundheit bieten.

Ergebniserwartungen und Risiken:

Die Steuerung der Erwartungen und das Verständnis der potenziellen Risiken, die mit dualen Ansätzen verbunden sind, sind für Personen, die sich auf diese Fruchtbarkeitsreise begeben, entscheidend. Auch wenn die Integration verschiedener Strategien positive Ergebnisse bringen kann, indem sie vielfältige Aspekte der Fruchtbarkeit anspricht, ist es wichtig, realistisch zu bleiben, was die Ergebnisse und potenziellen Herausforderungen angeht, die auftreten können. Durch eine umfassende Bewertung der Risiken und Vorteile jedes Ansatzes können die Betroffenen fundierte Entscheidungen treffen und ihre Reise zur Verbesserung der Fruchtbarkeit mit größerem Vertrauen antreten.

Erfolgsgeschichten mit integrierten Ansätzen:

Zahlreiche Erfolgsgeschichten unterstreichen die Wirksamkeit und das Potenzial integrierter Ansätze zur Überwindung ungewollter Kinderlosigkeit. Diese Erzählungen zeigen, wie die Synergie zwischen konventionellen medizinischen Behandlungen und natürlichen Methoden zur Steigerung der Fruchtbarkeit zu erfolgreichen Schwangerschaften und der Verwirklichung des Kinderwunsches führen kann. Durch diese inspirierenden Berichte von Menschen, die sich für duale Ansätze entschieden und einen Durchbruch bei der Fruchtbarkeit erzielt haben, werden andere ermutigt, die Möglichkeiten der Integration verschiedener Methoden auf ihrem eigenen Weg zur Empfängnis zu erkunden.

Akupunkturprotokolle für assistierte Reproduktionstechniken

Die Akupunktur hat im Bereich der assistierten Reproduktionstechniken (ART) aufgrund ihres Potenzials, Fruchtbarkeitsbehandlungen zu ergänzen und zu verbessern, große Aufmerksamkeit erlangt. Klinische Studien haben Einblicke in die positiven Auswirkungen der Akupunktur auf die reproduktive Gesundheit gegeben, insbesondere im Rahmen der ART. Die Forschung deutet darauf hin, dass die Akupunktur die Reproduktionsergebnisse positiv beeinflussen kann, indem sie die Durchblutung der Gebärmutter und der Eierstöcke verbessert, den Hormonspiegel ausgleicht und Stress abbaut - alles entscheidende Faktoren für die Verbesserung der Fruchtbarkeit.

Im Bereich der künstlichen Befruchtung hat sich gezeigt, dass die Akupunktur die Erfolgsquote von Verfahren wie der In-vitro-Fertilisation (IVF) erhöhen kann. Durch die Einbeziehung von Akupunktur in den Behandlungsplan vor und nach ART-Verfahren können die Ergebnisse von Fruchtbarkeitsbehandlungen verbessert werden. Akupunkteure setzen oft gezielt bestimmte Akupunkturpunkte ein, z. B. am Unterbauch, am unteren Rücken und an den unteren Gliedmaßen, um Fruchtbarkeitsprobleme wirksam zu behandeln.

Wer erwägt, die Akupunktur in seine Fruchtbarkeitsbehandlung einzubeziehen, sollte sich unbedingt von einem qualifizierten und erfahrenen Akupunkteur beraten lassen, der auf reproduktive Gesundheit spezialisiert ist. Die Zusammenarbeit mit einem sachkundigen Therapeuten kann einen personalisierten Ansatz gewährleisten, der auf die individuellen Bedürfnisse und Behandlungsprotokolle abgestimmt ist. Regelmäßige Akupunktursitzungen in

Verbindung mit ART können einen ganzheitlichen und unterstützenden Weg zur Erreichung der Reproduktionsziele bieten.

Aromatherapie und Homöopathie für die Fruchtbarkeit

Wenn Sie sich auf den Weg machen, um Ihre Fruchtbarkeit zu verbessern und Ihr reproduktives Wohlbefinden zu steigern, müssen Sie sich oft mit alternativen und ergänzenden Methoden auseinandersetzen. In diesem Abschnitt tauchen wir in das Reich der Aromatherapie ein, einer Praxis, die sich die Kraft ätherischer Öle zunutze macht, um das hormonelle Gleichgewicht zu fördern und die Fruchtbarkeit zu unterstützen. Wir werden die Vorteile bestimmter ätherischer Öle erforschen, sichere und wirksame Anwendungsmethoden besprechen und entdecken, wie Sie die Aromatherapie nahtlos in Ihr tägliches Leben integrieren können. Lassen Sie uns eine aromatische Entdeckungsreise in Richtung Fruchtbarkeit und Wohlbefinden beginnen.

Aromatherapie-Öle für das hormonelle Gleichgewicht

Die Aromatherapie ist eine ganzheitliche Heilbehandlung, bei der natürliche Pflanzenextrakte, so genannte ätherische Öle, zur Förderung des körperlichen, emotionalen und geistigen Wohlbefindens eingesetzt werden. Die Aromatherapie beruht auf der Überzeugung, dass die Inhalation oder die örtliche Anwendung dieser ätherischen Öle eine starke Wirkung auf Körper und Geist haben kann. Ätherische Öle werden aus verschiedenen Pflanzenteilen gewonnen und sind hochkonzentriert, um die Essenz und die aromatischen Eigenschaften der Pflanze zu erfassen.

Wenn es um das hormonelle Gleichgewicht geht, haben sich bestimmte ätherische Öle als besonders nützlich erwiesen. Muskatellersalbei zum Beispiel ist bekannt für seine Fähigkeit, den Östrogenspiegel und den Menstruationszyklus zu regulieren. Lavendel ist bekannt für seine hormonausgleichenden Eigenschaften sowie für seine stressreduzierende und entspannende Wirkung. Geranie ist ein weiteres ätherisches Öl, das die Hormonregulierung und das emotionale Gleichgewicht unterstützt. Thymian ist für seine Fähigkeit bekannt, die Progesteronproduktion zu stimulieren und die hormonelle Gesundheit zu erhalten, während Fenchel dafür bekannt ist, den Hormonhaushalt auszugleichen und Menstruationsbeschwerden zu lindern.

Um ätherische Öle für das hormonelle Gleichgewicht sicher zu verwenden, müssen sie vor dem Auftragen auf die Haut unbedingt in einem Trägeröl verdünnt werden, um Reizungen zu vermeiden. Inhalationsmethoden, wie die Verwendung eines Diffusors oder die Zugabe einiger Tropfen in eine Schüssel mit heißem Wasser zur Dampfinhalation, sind ebenfalls wirksame Methoden, um von der Aromatherapie zu profitieren. Darüber hinaus kann die Aromatherapie in den Alltag integriert werden, indem man individuelle Mischungen für Massagen herstellt oder einige Tropfen in ein warmes Bad gibt, um das allgemeine Wohlbefinden und die hormonelle Gesundheit zu fördern.

Homöopathische Heilmittel für männliche und weibliche Unfruchtbarkeit

Die Homöopathie, ein System der Alternativmedizin, das auf dem Prinzip "Gleiches heilt Gleiches" beruht, bietet natürliche Heilmittel zur Verbesserung der Fruchtbarkeit. Bei der Behandlung der weiblichen Unfruchtbarkeit sind spezifische homöopathische Mittel auf eine Reihe von Problemen ausgerichtet. Bei hormonellem Ungleichgewicht und unregelmäßigen Menstruationszyklen wird häufig Sepia empfohlen. Pulsatilla, das für emotional empfindliche Menschen mit unregelmäßiger Periode geeignet ist, zielt auf die Regulierung des Menstruationszyklus ab. Lachesis, hilfreich für Frauen mit Kreislaufproblemen, die die reproduktive Gesundheit beeinträchtigen, kann die Durchblutung der Beckenorgane verbessern.

Männliche Unfruchtbarkeit kann auch von maßgeschneiderten homöopathischen Behandlungen profitieren. Lycopodium, ein Mittel, das bei niedriger Spermienzahl eingesetzt wird, zielt auf die Spermienproduktion ab. Sabal Serrulata, das bei Prostataproblemen, die die Fruchtbarkeit beeinträchtigen, eingesetzt wird, unterstützt die Gesundheit und Funktion der Prostata. Caladium wird bei erektiler Dysfunktion eingesetzt, die die männliche Potenz beeinträchtigt. Diese Mittel wirken, um die Lebenskraft des Körpers wieder ins Gleichgewicht zu bringen, erleichtern die Verbesserung der reproduktiven Gesundheit und gehen auf spezifische Probleme im Zusammenhang mit männlicher Unfruchtbarkeit ein.

Individuelle Dosierungen und Behandlungspläne sollten von einem qualifizierten homöopathischen Therapeuten auf der Grundlage einer gründlichen Beurteilung der Symptome und des allgemeinen Gesundheitszustands festgelegt werden. Die Homöopathie bietet einen sanften und ganzheitlichen Ansatz zur Verbesserung der Fruchtbarkeit. Sie konzentriert sich auf die Wiederherstellung des Gleichgewichts und die Unterstützung der körpereigenen Heilungsfähigkeiten sowohl bei Männern als auch bei Frauen, die sich um die Überwindung von Unfruchtbarkeit bemühen.

Mit Aromatherapie ein fruchtbarkeitsfreundliches Umfeld schaffen

Die Aromatherapie, die sich die therapeutischen Eigenschaften von ätherischen Ölen zunutze macht, kann einen beruhigenden und ganzheitlichen Ansatz zur Förderung der Fruchtbarkeit bieten. Durch die Nutzung der Düfte und Inhaltsstoffe dieser potenten Öle kann der Einzelne sein emotionales und körperliches Wohlbefinden verbessern und so ein günstiges Umfeld für die Empfängnis schaffen.

Bestimmte ätherische Öle sind für ihre fruchtbarkeitsfördernden Eigenschaften bekannt. Muskatellersalbei zum Beispiel soll den Menstruationszyklus und die Hormone regulieren, während Geranie das Gleichgewicht des endokrinen Systems unterstützen kann, das für die reproduktive Gesundheit entscheidend ist. Das beruhigende Aroma von Lavendel kann Stress abbauen, der bekanntermaßen die Fruchtbarkeit behindert, und ätherisches Rosenöl wird mit der Förderung von emotionalem Gleichgewicht und Entspannung in Verbindung gebracht.

Bei der Aromatherapie zur Förderung der Fruchtbarkeit ist eine Verdünnung der ätherischen Öle in Trägerölen unerlässlich, um Hautreizungen zu vermeiden. Vor der regelmäßigen Anwendung wird ein Patch-Test empfohlen, insbesondere für empfindliche Personen. Schwangere Frauen sollten Vorsicht walten lassen und sich von medizinischem Fachpersonal beraten lassen, bevor sie die Aromatherapie in ihr Wellness-Programm aufnehmen, da die Auswirkungen auf die Schwangerschaft unterschiedlich sein können.

Um zu Hause eine fruchtbarkeitsfördernde Atmosphäre zu schaffen, kann man ätherische Öle wie Ylang-Ylang, das für seine aphrodisierende Wirkung bekannt ist, oder Weihrauch, der für seine beruhigende Wirkung geschätzt wird, verbreiten. Es ist jedoch wichtig, auf mögliche Risiken und

Kontraindikationen zu achten. Einige ätherische Öle wie Muskatellersalbei sollten in der Schwangerschaft vermieden werden, während andere wie Zimt oder Nelke die Haut reizen können, wenn sie nicht entsprechend verdünnt werden.

Durch die Anwendung sicherer Praktiken und die Berücksichtigung individueller Empfindlichkeiten kann die Aromatherapie als ergänzendes Instrument für Paare dienen, die sich auf dem Weg zur Elternschaft befinden.

Homöopathische Ansätze zur Regulierung des Menstruationszyklus

Menstruationszyklus-Unregelmäßigkeiten verstehen:

Homöopathische Philosophie zur Menstruationsregulation:

In der Homöopathie werden Menstruationsunregelmäßigkeiten als Anzeichen für ein zugrunde liegendes Ungleichgewicht in der Lebenskraft des Körpers angesehen. Die homöopathische Philosophie geht davon aus, dass durch die Identifizierung und Behebung dieser Störungen auf einer tieferen Ebene die Harmonie des Fortpflanzungssystems wiederhergestellt werden kann, was die Regulierung des Menstruationszyklus unterstützt. Dieser individualisierte Ansatz betont die einzigartigen Symptome und die Konstitution jedes Einzelnen und leitet die Auswahl der Mittel, die auf die spezifischen Bedürfnisse des Einzelnen zugeschnitten sind und das Gleichgewicht wiederherstellen.

Gemeinsame homöopathische Mittel zur Zyklusregulierung:

In der Homöopathie werden häufig mehrere Mittel zur Behandlung von Menstruationsstörungen eingesetzt. Pulsatilla wird häufig bei unregelmäßigen Perioden verschrieben, die mit einem hormonellen Ungleichgewicht einhergehen, und bietet Erleichterung bei Symptomen wie unregelmäßigem Blutfluss. Sepia, bekannt für seine Wirksamkeit bei starken Blutungen und emotionalen Symptomen wie Reizbarkeit und Gleichgültigkeit, ist ein weiteres häufig empfohlenes Mittel. Darüber hinaus wird Cyclamen häufig bei verspäteter oder spärlicher Periode eingesetzt, um die Regelmäßigkeit und den Fluss zu fördern.

Erfolgsgeschichten: Homöopathie und Menstruationszyklen:

Zahlreiche Frauen haben über ihre Erfolge mit der Homöopathie bei Menstruationsstörungen berichtet. Durch die Anwendung eines individuellen Behandlungsansatzes haben viele Betroffene über deutliche Verbesserungen ihrer Menstruationsgesundheit berichtet, einschließlich regelmäßigerer Zyklen, geringerer Symptome und eines verbesserten allgemeinen Wohlbefindens.

Potenzielle Vorteile und Vorsichtsmaßnahmen der Homöopathie:

Die Homöopathie bietet eine Reihe potenzieller Vorteile bei der Behandlung von Zyklusunregelmäßigkeiten, darunter eine individuelle Behandlung, minimale Nebenwirkungen und einen ganzheitlichen Ansatz, der die Verbindung zwischen Körper und Geist berücksichtigt. Es ist jedoch unerlässlich, sich von einem qualifizierten Homöopathen beraten zu lassen, um die sichere und wirksame Anwendung der Mittel zu gewährleisten, insbesondere bei schweren oder chronischen Erkrankungen.

Abschließende Überlegungen zur Homöopathie für die Fruchtbarkeit:

Im Bereich der Fruchtbarkeit bietet die Homöopathie eine sanfte und natürliche Option zur Behandlung von Menstruationsunregelmäßigkeiten und zur Unterstützung der reproduktiven Gesundheit. Indem sie das Gleichgewicht im Körper fördern und zugrundeliegende Ungleichgewichte angehen, können homöopathische Heilmittel eine wertvolle Rolle bei der Verbesserung der Fruchtbarkeit und des allgemeinen Wohlbefindens spielen. Für diejenigen, die einen ganzheitlichen Ansatz zur Regulierung des Menstruationszyklus und zur Unterstützung der Fruchtbarkeit suchen, bietet die Homöopathie einen vielversprechenden Weg, den es sich lohnt, unter der Anleitung eines erfahrenen Therapeuten zu erkunden.

DIY-Aromatherapie und Homöopathie zur Steigerung der Fruchtbarkeit

Aromatherapie und Homöopathie bieten faszinierende Möglichkeiten für alle, die nach natürlichen Methoden zur Verbesserung der Fruchtbarkeit suchen. Bei der DIY-Aromatherapie werden ätherische Öle aus Pflanzen verwendet, um Geist und Körper zu beruhigen, was sich positiv auf die Fruchtbarkeit auswirken kann. Im Bereich der Fruchtbarkeit werden ätherische Öle wie Muskatellersalbei, Geranie und Lavendel oft wegen ihrer beruhigenden Wirkung, ihrer stressreduzierenden Eigenschaften und ihres Potenzials zur Unterstützung des Hormonhaushalts angepriesen.

Die Homöopathie, ein System der alternativen Medizin, arbeitet nach dem Prinzip "Gleiches heilt Gleiches", wobei stark verdünnte Substanzen verwendet werden, um die Selbstheilungsmechanismen des Körpers anzuregen. Zu den homöopathischen Mitteln für die Fruchtbarkeit gehören Sepia, Pulsatilla oder Natrum muriaticum, von denen angenommen wird, dass sie bei bestimmten Fruchtbarkeitsproblemen helfen.

Bei der Zubereitung homöopathischer Mittel ist es wichtig, die Verdünnungsanweisungen genau zu befolgen, um Sicherheit und Potenz zu gewährleisten. Wer sich mit Aromatherapie befasst, muss ätherische Öle vor dem Auftragen auf die Haut oder dem Verteilen in einem Diffusor richtig in einem Trägeröl verdünnen. Von der Einnahme ätherischer Öle ohne fachliche Anleitung wird wegen der möglichen Risiken generell abgeraten.

Obwohl diese natürlichen Methoden andere Methoden zur Unterstützung der Fruchtbarkeit ergänzen können, ist es wichtig, einen qualifizierten Gesundheitsdienstleister zu konsultieren, bevor man sie in sein Programm aufnimmt. Wenn Sie die Kraft der Aromatherapie und der Homöopathie verantwortungsvoll nutzen, können Sie auf Ihrem Weg zur Verbesserung der Fruchtbarkeit zusätzliche Unterstützung finden.

VI. Die emotionale Reise

Bewältigungsstrategien für emotionales Wohlbefinden

Die Bewältigung der komplexen Emotionen und Herausforderungen der ungewollten Kinderlosigkeit kann eine schwierige und isolierende Reise sein. In diesem Abschnitt werden wir untersuchen, wie wichtig es ist, emotionalen Schmerz anzuerkennen, Trauer und Verlust zu verstehen und die Gründe für die verschiedenen Emotionen zu verstehen, die in diesem Prozess auftreten können. Wir werden auch Hilfsmittel für die Verarbeitung von Trauer und Verlust vorstellen, die Bedeutung der Selbstfürsorge in Zeiten emotionaler Not erkunden und Möglichkeiten für den Übergang von der Trauer zur Heilung diskutieren. Darüber hinaus werden wir uns mit der Praxis der Achtsamkeit und ihren Vorteilen für die emotionale Widerstandsfähigkeit befassen und praktische Schritte für die Einbeziehung der Achtsamkeitsmeditation in Ihren Alltag anbieten. Auch Beratungsdienste, Tagebuchführung und kreative Therapien werden als wertvolle Ressourcen für emotionale Heilung und Unterstützung vorgestellt. Schließlich werden wir die Bedeutung der Kommunikation in Beziehungen, die Rolle der Partner auf dem Weg zur Fruchtbarkeit und die Möglichkeit, bei Bedarf professionelle Hilfe in Anspruch zu nehmen, hervorheben. Lassen Sie uns gemeinsam nach Wegen suchen, wie wir diese schwierige Reise mit Widerstandskraft und Anmut bewältigen können.

Die Anerkennung und Bewältigung des emotionalen Schmerzes ist ein entscheidender Aspekt bei der Bewältigung des komplexen Themas der ungewollten Kinderlosigkeit. Trauer und Verlust sind eng mit dieser Erfahrung verbunden, da die Betroffenen mit Gefühlen der Enttäuschung, Frustration und der Sehnsucht nach einer unerreichbar erscheinenden Zukunft zu kämpfen haben. Diese Emotionen sind berechtigt und verdienen es, anerkannt und mit Mitgefühl und Verständnis verarbeitet zu werden.

Die Gründe für den emotionalen Aufruhr, der mit ungewollter Kinderlosigkeit einhergeht, sind vielfältig. Sie können mit der Trauer über den Verlust eines Traums, dem Gefühl der Unzulänglichkeit oder Unvollständigkeit, der Auseinandersetzung mit gesellschaftlichen Erwartungen und dem Gefühl der Isolation oder Ausgrenzung zu tun haben. Das Verständnis dieser zugrundeliegenden Emotionen kann den Betroffenen helfen, mit ihren Gefühlen besser umzugehen und sich ihrer selbst bewusst zu werden.

Verschiedene Hilfsmittel können dabei helfen, Trauer und Verlust effektiv zu verarbeiten. Ein Tagebuch bietet ein Ventil für den Ausdruck von Gefühlen, eine Therapie bietet Unterstützung und Anleitung, und die Teilnahme an Selbsthilfegruppen kann ein Gefühl von Gemeinschaft und

Solidarität schaffen. In Momenten der Trauer ist es wichtig, Selbstfürsorge zu betreiben. Dazu können Aktivitäten gehören, die Trost spenden, das Üben von Achtsamkeit und Selbstmitgefühl, das Aufsuchen von professioneller Hilfe, wenn dies erforderlich ist, und das Priorisieren des geistigen und körperlichen Wohlbefindens.

Der Übergang von der Trauer zur Heilung ist eine transformative Reise, die Geduld und Selbstmitgefühl erfordert. Es geht darum, den Schmerz zu ehren und zuzulassen, die Realität der Situation zu akzeptieren und allmählich Momente der Hoffnung und Widerstandsfähigkeit zu finden. Um vorwärts zu kommen, muss man sich eine neue Zukunftsvision zu eigen machen, die den Verlust anerkennt, aber auch das Potenzial für Wachstum und Neuanfänge einbezieht. Indem man sich aktiv mit den Tiefen der emotionalen Belastung auseinandersetzt und sie durchschreitet, kann man allmählich einen Weg der Heilung, der Widerstandsfähigkeit und schließlich des Friedens beschreiten.

Achtsamkeitsübungen für emotionale Widerstandsfähigkeit

Achtsamkeit ist eine wirkungsvolle Praxis, die die emotionale Widerstandsfähigkeit durch die Förderung eines tieferen Verständnisses der eigenen inneren Welt erheblich verbessern kann. Durch Achtsamkeit entwickeln Menschen die Fähigkeit, ihre Gedanken und Gefühle zu beobachten, ohne automatisch auf sie zu reagieren. Diese gesteigerte

Selbstwahrnehmung ermöglicht eine bewusstere und fundiertere Reaktion auf herausfordernde Situationen, was letztlich die emotionale Widerstandsfähigkeit stärkt.

Die Aufnahme von Achtsamkeitsmeditation in den Tagesablauf ist eine transformative Methode, um Achtsamkeit zu kultivieren. Beginnen Sie damit, dass Sie sich jeden Tag eine bestimmte Zeit in einem ruhigen Raum nehmen. Beginnen Sie damit, sich auf den Atem zu konzentrieren und die Gedanken vorbeiziehen zu lassen, ohne sich in ihnen zu verstricken. Mit der Zeit hilft diese Praxis, die Fähigkeit zu verfeinern, inmitten der Schwankungen des Lebens präsent und zentriert zu bleiben.

Neben der formellen Meditation ist die Einbeziehung der Achtsamkeit in die täglichen Aktivitäten ebenso wirkungsvoll. Lassen Sie sich ganz auf alltägliche Handlungen wie Essen, Spazierengehen oder sogar Geschirrspülen ein und achten Sie auf die damit verbundenen Empfindungen, Geräusche und Gefühle. Diese achtsame Präsenz kann ein Gefühl der Ruhe und Klarheit in diese Momente bringen und das allgemeine Wohlbefinden steigern.

Durch die Entwicklung einer konsequenten Achtsamkeitspraxis kann der Einzelne seine Emotionen besser regulieren. Regelmäßige Achtsamkeitsübungen werden mit einem geringeren Stressniveau und einer besseren Fähigkeit in

Verbindung gebracht, herausfordernde Emotionen mit Gelassenheit zu bewältigen. Es gibt verschiedene Hilfsmittel und Ressourcen wie Meditations-Apps, geführte Übungen und Achtsamkeitskurse, die Menschen auf ihrem Weg zu mehr emotionaler Belastbarkeit und Wohlbefinden unterstützen.

Suche nach professioneller Beratung und Selbsthilfegruppen

Beratungsdienste spielen eine wichtige Rolle bei der Förderung des emotionalen Wohlbefindens, indem sie den Menschen ein vertrauliches und unterstützendes Umfeld bieten, um ihre Gefühle, Gedanken und Verhaltensweisen zu erkunden. Durch die Beratung kann der Einzelne Selbsterkenntnis erlangen, gesunde Bewältigungsmechanismen entwickeln und darauf hinarbeiten, emotionale Probleme zu lösen, die seine Lebensqualität beeinträchtigen könnten. Die Inanspruchnahme entsprechender Beratungsdienste setzt voraus, dass man den Bedarf an Unterstützung erkennt und sich dann an zugelassene Fachleute oder Beratungsstellen wendet, die die erforderliche spezialisierte Hilfe anbieten können.

Professionelle Selbsthilfegruppen ergänzen die individuelle Beratung, indem sie ein Gefühl der Gemeinschaft, gemeinsamer Erfahrungen und des Verständnisses unter Gleichaltrigen vermitteln, die vor ähnlichen Herausforderungen stehen. In diesen Gruppen können die Betroffenen

Bestätigung, Einfühlungsvermögen und Ermutigung finden, was besonders beruhigend und stärkend sein kann. Durch die Kombination von individueller Beratung und der Teilnahme an Selbsthilfegruppen kann der Einzelne von einem doppelten Ansatz profitieren, der sowohl eine persönliche Beratung als auch das Gefühl der Zugehörigkeit und Unterstützung bietet, das sich aus der Interaktion in der Gruppe ergibt.

Aktive Teilnahme und Offenheit in Beratungs- und Selbsthilfegruppen sind entscheidend, um den Nutzen dieser Dienste zu maximieren. Wer sich voll und ganz auf die Sitzungen einlässt, sich ehrlich mitteilt und für Feedback und Unterstützung empfänglich ist, kann ein tieferes persönliches Wachstum, eine größere Widerstandsfähigkeit und ein stärkeres Gefühl der Verbundenheit mit anderen erleben, die sich auf einer ähnlichen Reise zur emotionalen Heilung und Selbstfindung befinden.

Journaling und kreative Therapien zur Heilung

Die Tagebuchtherapie ist ein dynamisches und wirksames Instrument zur emotionalen Heilung und Selbsterkundung. Durch das Führen von Tagebüchern kann der Einzelne in seine innersten Gedanken und Gefühle eintauchen und einen sicheren Raum schaffen, in dem er seine Emotionen ausdrücken und verarbeiten kann. Zu den praktischen

Richtlinien für effektives Tagebuchschreiben gehört es, sich jeden Tag Zeit zu nehmen, die Selbstreflexion zu fördern und den freien Ausdruck ohne Beurteilung zuzulassen. Kreativtherapien wie Kunsttherapie, Musiktherapie und Tanztherapie bieten innovative Möglichkeiten zur emotionalen Heilung und zum Stressabbau. Diese Therapien bieten alternative Kommunikations- und Ausdruckskanäle, die es dem Einzelnen ermöglichen, seine Gefühle auf nonverbale Weise zu erkunden.

Im Bereich des fruchtbarkeitsbedingten Stresses spielen kreative Therapien eine entscheidende Rolle bei der Bereitstellung ganzheitlicher Unterstützung. Die Kunsttherapie beispielsweise ermöglicht es dem Einzelnen, seine Emotionen und Erfahrungen visuell darzustellen, was dazu beiträgt, aufgestaute Gefühle loszulassen und ein Gefühl der Katharsis zu fördern. Musiktherapie und Tanztherapie können Wege zur Entspannung, zum Stressabbau und zum allgemeinen emotionalen Wohlbefinden bieten - allesamt wesentliche Komponenten bei der Bewältigung von fruchtbarkeitsbedingtem Stress. Durch die Einbeziehung kreativer Therapien in ein umfassendes Programm zur Unterstützung der Fruchtbarkeit können die Menschen die heilende Kraft des Selbstausdrucks und der Kreativität nutzen, um die mit der Unfruchtbarkeit verbundenen emotionalen Herausforderungen zu bewältigen.

Im Zusammenhang mit dem Umgang mit ungewollter Kinderlosigkeit kann die Bedeutung von Unterstützung, insbesondere innerhalb einer Beziehung, gar nicht hoch genug eingeschätzt werden. Starke und gesunde Beziehungen sind in Zeiten des emotionalen Umbruchs eine Stütze und bieten Trost und Verständnis. Von zentraler Bedeutung ist dabei eine effektive Kommunikation, bei der die Partner ihre Gefühle und Ängste offen zum Ausdruck bringen und so ein Umfeld schaffen, das von Empathie und Verbundenheit geprägt ist. Durch das Teilen von emotionalen Belastungen und Ängsten kann der Einzelne Trost im Verständnis des Partners finden, was wiederum dabei hilft, die Achterbahn der Gefühle zu bewältigen, die oft mit Herausforderungen der Fruchtbarkeit einhergeht.

Das Gefühl der Isolation und Einsamkeit ist bei Menschen, die mit Fruchtbarkeitsstörungen zu kämpfen haben, weit verbreitet. Die aktive Einbindung des Partners in die Reise kann diese Gefühle erheblich lindern, da sie ein Gefühl der Begleitung und der gemeinsamen Belastung vermittelt. Der Aufbau eines Unterstützungssystems, das Freunde, Familie oder eine Selbsthilfegruppe für Kinderwunsch umfasst, kann ebenfalls dazu beitragen, das Gefühl der Isolation zu bekämpfen. Wenn diese Gefühle jedoch anhalten und sich auf das Wohlbefinden auswirken, ist es wichtig, professionelle Hilfe in Anspruch zu nehmen.

Beide Partner spielen auf dem Weg zur Fruchtbarkeit eine gleich wichtige Rolle, und es ist wichtig, dieses Gleichgewicht anzuerkennen. Das gegenseitige Eingehen auf die Bedürfnisse und Emotionen des anderen kann eine solide Grundlage schaffen, um die Herausforderungen gemeinsam zu meistern. Es ist wichtig zu erkennen, wann eine emotionale Notlage ein professionelles Eingreifen erfordert. Die Inanspruchnahme einer Beratung oder Therapie bietet nicht nur einen sicheren Raum, um Bedenken anzusprechen, sondern vermittelt Paaren auch Bewältigungsmechanismen und Strategien zur Stärkung der Beziehung und des psychischen Wohlbefindens während der gesamten Reise.

Körper-Geist-Techniken zur Stressbewältigung

Sich auf den Weg zu machen, um Stress und Ängste zu bewältigen, kann sich oft überwältigend anfühlen. Dieser Teil des Buches befasst sich mit der Bedeutung von Entspannungsübungen für die Kultivierung eines Gefühls von Ruhe und Ausgeglichenheit in Ihrem Leben. Durch die Erkundung verschiedener Techniken wie Tiefenatmung, progressive Muskelentspannung, geführte Bilder, Achtsamkeit, Meditation, positive Visualisierung und Affirmationen erhalten Sie wertvolle Einblicke, wie sich diese Praktiken positiv auf Ihre geistige Gesundheit und Ihr allgemeines Wohlbefinden auswirken können. Darüber hinaus werden wir die Bedeutung des Selbstmitgefühls, die Natur als therapeutisches Mittel und das Konzept der Resilienz bei der Bewältigung schwieriger Zeiten behandeln. Bereiten Sie sich darauf vor, sich auf eine transformative Reise zu begeben, um im Chaos des Alltags Frieden zu finden.

Entspannungsübungen zum Abbau von Ängsten

Entspannungsübungen sind ein wichtiges Instrument zur Bewältigung von Stress und Ängsten und ermöglichen es dem Einzelnen, inmitten der Herausforderungen des Alltags einen friedlichen Zustand des Seins zu kultivieren. Durch die Anwendung dieser Übungen kann der Einzelne ein tiefes Gefühl der Ruhe und Ausgeglichenheit erfahren, das geistige Klarheit und emotionales Wohlbefinden fördert.

Eine wirksame Entspannungsübung ist die Tiefenatmung, eine einfache, aber wirkungsvolle Technik, die überall und jederzeit durchgeführt werden kann. Durch langsame, tiefe Atemzüge und die Konzentration auf den Ein- und Ausatmungsprozess kann der Einzelne seinen Herzschlag verlangsamen, Spannungen abbauen und den Sauerstofffluss im Körper verbessern. Diese Übung ist besonders hilfreich, um das Nervensystem zu beruhigen und die Entspannung zu fördern.

Eine weitere wertvolle Entspannungstechnik ist die progressive Muskelentspannung, bei der nacheinander verschiedene Muskelgruppen im Körper angespannt und dann wieder entspannt werden. Durch das bewusste Anspannen und anschließende Entspannen bestimmter Muskeln kann der Einzelne seine Körperwahrnehmung verbessern, körperliche Spannungen abbauen und ein tiefes Gefühl der Entspannung entwickeln.

Geführte Bilder sind eine weitere nützliche Entspannungsmethode, bei der man sich friedliche und heitere Szenen oder Szenarien vorstellt. Indem man in lebendige, beruhigende Bilder eintaucht und alle Sinne in den Visualisierungsprozess einbezieht, kann man ein tiefes Gefühl der Entspannung und Ruhe erleben.

Achtsamkeit und Meditation sind ebenfalls wirksame Entspannungsmethoden, die dem Einzelnen helfen, das Bewusstsein für den gegenwärtigen Moment und inneren Frieden zu kultivieren. Indem man sich auf den Atem, ein Mantra oder einfach nur auf die Gedanken konzentriert, ohne sie zu bewerten, kann man ein Gefühl der Klarheit, Ruhe und inneren Ausgeglichenheit entwickeln.

Die Einbeziehung dieser Entspannungsübungen in die tägliche Routine kann dem Einzelnen helfen, Stress und Ängste besser zu bewältigen, das allgemeine Wohlbefinden zu fördern und die Lebensqualität zu steigern. Wer sich die Zeit nimmt, diese Techniken regelmäßig zu praktizieren, kann angesichts der Herausforderungen des Lebens ein größeres Gefühl der inneren Ruhe, Widerstandsfähigkeit und emotionalen Ausgeglichenheit entwickeln.

Affirmationen und positive Visualisierung

Positive Visualisierung ist eine transformative Praxis, die auf dem Konzept der Affirmationen beruht und die psychische Gesundheit und das Wohlbefinden erheblich beeinflussen kann. Affirmationen sind positive Aussagen oder Sätze, die es dem Einzelnen ermöglichen, Selbstzweifel, Ängste und negative Selbstwahrnehmungen zu bekämpfen und zu überwinden. Durch das konsequente Praktizieren von Affirmationen können Menschen ihre Gedanken, Überzeugungen und Handlungen in eine positivere und konstruktivere Richtung lenken.

Die Anwendung von Affirmationen im täglichen Leben beinhaltet die bewusste und absichtliche Wiederholung von bestätigenden Aussagen. Diese Praxis kultiviert nicht nur eine Haltung der Selbstermächtigung, sondern stärkt auch das Selbstvertrauen und die Widerstandsfähigkeit im Umgang mit den Herausforderungen des Lebens. Affirmationen wirken auf das Unterbewusstsein und verändern allmählich tief verwurzelte negative Überzeugungen und Denkmuster.

Positive Visualisierung, ein Kernbestandteil von Affirmationen, beinhaltet die lebhafte Vorstellung von gewünschten Ergebnissen und Zielen. Durch die regelmäßige Durchführung dieser mentalen Übung kann der Einzelne ein spürbares Gefühl der positiven Vorfreude und Motivation erzeugen. Die Einbeziehung von Visualisierungstechniken in die Stressbewältigung kann ein wirksames Instrument für Entspannung, Achtsamkeit und emotionale Regulierung sein. Durch Visualisierung kann der Einzelne mentale Bilder von Ruhe und Ausgeglichenheit erzeugen, was zu einer Verringerung des Stressniveaus und einer Verbesserung des allgemeinen Wohlbefindens führt.

Durch positive Visualisierung und Affirmationen im täglichen Leben kann der Einzelne die transformative Kraft des Geistes nutzen, um inneren Frieden, Widerstandsfähigkeit und eine optimistischere Lebenseinstellung zu kultivieren.

Selbstmitgefühl und Praktiken der Selbstfürsorge

Selbstmitgefühl ist ein Eckpfeiler bei der Stressbewältigung, insbesondere für Menschen, die sich auf dem komplizierten Terrain der unfreiwilligen Kinderlosigkeit bewegen. Die Anerkennung der Bedeutung der Selbstfürsorge ist von zentraler Bedeutung und umfasst Praktiken, die das geistige und emotionale Wohlbefinden in den Vordergrund stellen und eine nährende Umgebung für Geist und Körper schaffen. In diesem Bereich erweist sich Achtsamkeit als ein wirksames Instrument der Selbstfürsorge, das die Präsenz im gegenwärtigen Moment fördert, Gelassenheit unterstützt und Ängste abbaut.

Ein Spektrum von Selbstfürsorgepraktiken, die während der Fruchtbarkeitsreise nützlich sind, kann inmitten emotionaler Turbulenzen Trost spenden. Diese Praktiken umfassen Yoga wegen seiner erdenden Wirkung, Meditation für geistige Klarheit, Tagebuchführung zur Selbstbeobachtung und das Eintauchen in die Natur für Verjüngung und Perspektive. Die Bedeutung einer Selbstfürsorgeroutine geht über die Stressbewältigung hinaus und erstreckt sich auch auf das allgemeine Wohlbefinden. Durch eine konsequente Selbstfürsorge wird die Widerstandsfähigkeit kultiviert, die emotionale Regulierung verfeinert und ein tiefes Gefühl des inneren Friedens gefördert - ein grundlegender Vorteil für diejenigen, die sich mit den Schwierigkeiten der unfreiwilligen Kinderlosigkeit auseinandersetzen. Sich auf eine Reise zu begeben, die von Selbstmitgefühl und einem unerschütterlichen Engagement für die Selbstfürsorge angetrieben wird, verspricht nicht nur Stressabbau, sondern auch ganzheitliche Stärkung für den beschwerlichen Weg, der vor uns liegt.

Verbindung mit der Natur zur emotionalen Erneuerung

Zeit in der Natur zu verbringen ist ein wirksames Gegenmittel gegen die Hektik und den Stress des modernen

Lebens. Die Vorteile des Eintauchens in die natürliche Umgebung sind vielfältig und reichen von der Verbesserung der körperlichen Gesundheit bis zur Steigerung des emotionalen Wohlbefindens. Die Ökotherapie, eine Behandlungsform, bei der man sich mit der Natur beschäftigt, um die psychische Gesundheit zu verbessern, hat sich aufgrund ihrer Wirksamkeit durchgesetzt.

Die Verbindung zur Natur wiederherzustellen, bedeutet Aktivitäten wie Baden im Wald, sanfte Spaziergänge in der Natur oder einfach nur das Sitzen in der Nähe von Grünflächen, um die dort herrschende Ruhe zu genießen. Die Beschäftigung mit dem Anblick, den Geräuschen und den Gerüchen der natürlichen Welt kann Geist und Körper beruhigen, den Cortisolspiegel senken und die Entspannung fördern. Studien haben gezeigt, dass der Aufenthalt in der Natur den Blutdruck senken, Ängste abbauen und die Symptome von Depressionen lindern kann.

Die Einbeziehung der Natur in den Alltag kann so einfach sein wie ein achtsamer Spaziergang in einem Park, das Anpflanzen von Pflanzen in einem Garten oder Yoga im Freien. Sogar das Betrachten von Bildern oder Videos von Naturlandschaften kann eine beruhigende Wirkung haben. Wer die Natur als therapeutisches Mittel einsetzt, kann ihre heilende Kraft nutzen, um das emotionale Wohlbefinden zu steigern und eine tiefere Verbindung mit der Welt um sich herum zu fördern. Die Natur bietet mit ihrer Schönheit und

Gelassenheit einen Zufluchtsort für Verjüngung und emotionale Erneuerung.

Aufbau von Widerstandskraft und Hoffnung angesichts von Herausforderungen

Resilienz spielt auf dem Weg derjenigen, die mit ungewollter Kinderlosigkeit konfrontiert sind, eine zentrale Rolle und ist ein Leuchtfeuer der Stärke inmitten schwieriger Umstände. In diesem Zusammenhang umfasst Resilienz die Fähigkeit, sich positiv auf Widrigkeiten einzustellen, und fördert die Fähigkeit, durchzuhalten und das emotionale Terrain zu meistern, das mit Fruchtbarkeitsproblemen einhergeht. Entscheidend für die Kultivierung von Resilienz ist die Anerkennung der Rolle von positivem Denken und Selbstfürsorge. Durch eine Denkweise, die sich auf Hoffnung und Möglichkeiten konzentriert, können Menschen die Kraft des Optimismus nutzen, um schwierige Zeiten zu überstehen. Die Einbeziehung von Selbstfürsorgeroutinen, wie z. B. Aktivitäten, die das emotionale Wohlbefinden fördern, wie Achtsamkeitsmeditation oder körperliche Übungen zum Stressabbau, stärkt die eigene Widerstandsfähigkeit zusätzlich.

Darüber hinaus ist die Aufrechterhaltung der Hoffnung unerlässlich, um die innere Stärke zu bewahren, die erforderlich ist, um die Ungewissheiten und Enttäuschungen zu überstehen, die auf dem Weg zur Elternschaft auftreten können. Soziale Unterstützung, sei es durch Angehörige, Gleichaltrige oder berufliche Netzwerke, ist eine wichtige Stütze auf diesem Weg und bietet eine Grundlage für Verständnis und Empathie. Der Erfahrungsaustausch, die Ermutigung und die emotionale Solidarität innerhalb dieser Unterstützungsstrukturen können die Widerstandsfähigkeit erheblich stärken und das Gemeinschaftsgefühl fördern.

Durch die kontinuierliche Förderung der Resilienz, das Schöpfen von Hoffnung und die Schaffung von unterstützenden Beziehungen können Menschen, die mit ungewollter Kinderlosigkeit zu kämpfen haben, ihre Herausforderungen mit mehr Kraft und Optimismus bewältigen. Diese Qualitäten dienen als Leitprinzipien bei der Überwindung von Hürden und dem entschlossenen Voranschreiten auf der transformativen Reise zur Elternschaft.

VII. Planung der nächsten Schritte

Zeitplan und Entscheidungsfindung bei Fertilitätsentscheidungen

Der Weg zur Elternschaft kann sowohl aufregend als auch herausfordernd sein. In diesem Abschnitt werden wir uns mit verschiedenen Aspekten der Fruchtbarkeit befassen, vom Verständnis des persönlichen Gesundheitszustands und des emotionalen Wohlbefindens bis hin zur Erforschung gängiger Fruchtbarkeitsbehandlungen und Kosten. Kommunikation, Änderungen des Lebensstils und finanzielle Erwägungen sind allesamt wichtige Elemente, die auf diesem Weg zu berücksichtigen sind. Lassen Sie uns gemeinsam durch die Komplexität der Fruchtbarkeit navigieren und dabei sowohl die Unvorhersehbarkeit als auch die Möglichkeiten, die vor uns liegen, in Betracht ziehen.

Faktoren, die vor der Inanspruchnahme medizinischer Hilfe zu berücksichtigen sind

Zum Verständnis des persönlichen Gesundheitszustands gehört eine umfassende Bewertung der verschiedenen Faktoren, die sich auf die Fruchtbarkeit und das allgemeine Wohlbefinden auswirken können. Das Alter ist ein entscheidender Faktor, denn sowohl bei Frauen als auch bei Männern verändert sich das Fruchtbarkeitspotenzial mit zunehmendem Alter. Frauen verfügen über eine begrenzte

Anzahl von Eizellen, deren Qualität und Quantität mit dem Alter abnimmt, während bei Männern die Qualität und Quantität der Spermien mit der Zeit abnimmt.

Das emotionale Wohlbefinden spielt eine wichtige Rolle für die Fruchtbarkeit, denn Stress und Angst können sich negativ auf die reproduktive Gesundheit auswirken. Die Stressbewältigung durch Entspannungstechniken, Therapie oder Selbsthilfegruppen kann für Paare, die mit Unfruchtbarkeit konfrontiert sind, von Vorteil sein.

Die Bewertung von Lebensstilfaktoren wie Rauchen, Alkoholkonsum, Bewegungsgewohnheiten und Belastung durch Umweltgifte ist wichtig für die Beurteilung des persönlichen Gesundheitszustands. Eine gesunde, nährstoffreiche Ernährung, ein ausreichender Flüssigkeitshaushalt und die Kontrolle des Körpergewichts können sich ebenfalls positiv auf die Fruchtbarkeit auswirken.

Es ist wichtig, die natürlichen Methoden zur Verbesserung der Fruchtbarkeit kritisch zu prüfen. Dazu können Praktiken wie Yoga, Meditation, pflanzliche Präparate und Akupunktur gehören. Die Wirksamkeit und Sicherheit dieser Methoden zu verstehen, ist von entscheidender Bedeutung, wenn man sie in eine Strategie zur Steigerung der Fruchtbarkeit einbeziehen will.

Die Beurteilung der Dauer eines Empfängnisversuchs ist eine persönliche Entscheidung, die bei jedem Paar anders ausfällt. Während manche Paare schnell schwanger werden, kann es bei anderen länger dauern. Es wird empfohlen, einen Arzt aufzusuchen, wenn die Empfängnis bei Paaren unter 35 Jahren nach einem Jahr und bei Paaren über 35 Jahren nach sechs Monaten noch nicht eingetreten ist. Die Beratung durch einen Reproduktionsmediziner kann wertvolle Erkenntnisse und Hinweise für die nächsten Schritte auf dem Weg zur Elternschaft liefern.

Kommunikation mit Ihrem Partner über Fruchtbarkeitsoptionen

Offene Kommunikation spielt eine entscheidende Rolle, wenn es darum geht, sich auf dem komplexen Terrain der Fruchtbarkeitsprobleme zurechtzufinden. Sie fungiert als Brücke zwischen den Partnern und erleichtert das Verständnis für die Sichtweise des jeweils anderen in Bezug auf die Fruchtbarkeitsprobleme. In offenen Gesprächen können Paare ihre Ängste, Hoffnungen und Sorgen zum Ausdruck bringen und so eine tiefere Ebene der gegenseitigen Unterstützung und des Einfühlungsvermögens schaffen.

Die Aufnahme von Gesprächen mit Gesundheitsdienstleistern ist ein proaktiver Schritt zur Klärung von Fruchtbarkeitsproblemen. Diese Gespräche liefern nicht nur wertvolle medizinische Erkenntnisse, sondern befähigen den Einzelnen auch, fundierte Entscheidungen über seine reproduktive Gesundheit zu treffen. Indem sie ihre Sorgen offen mit Fachleuten besprechen, können Paare ein besseres Verständnis für die möglichen Ursachen ihrer Unfruchtbarkeit gewinnen und geeignete Behandlungsmöglichkeiten erkunden.

Wenn es darum geht, den Lebensstil zu ändern, um die Fruchtbarkeit zu verbessern, ist Kommunikation der Schlüssel zur effektiven Umsetzung von Veränderungen. Indem sie gemeinsam einen Wellness-Plan entwickeln und sich dazu verpflichten, können sich Paare gegenseitig dabei unterstützen, gesündere Gewohnheiten anzunehmen, die das reproduktive Wohlbefinden fördern.

Darüber hinaus erfordern ethische und moralische Überlegungen im Zusammenhang mit Fruchtbarkeitsbehandlungen eine sorgfältige Abwägung. Paare sollten transparente Gespräche führen, um ihre Werte und Überzeugungen in Einklang zu bringen und sicherzustellen, dass alle getroffenen Entscheidungen ihren gemeinsamen ethischen Rahmen berücksichtigen. Durch die Förderung einer offenen Kommunikation über diese sensiblen Themen können Paare die komplizierte emotionale und ethische Landschaft der Fruchtbarkeitsherausforderungen mit Mitgefühl und Einigkeit meistern.

Das Spektrum der verfügbaren Fruchtbarkeitsbehandlungen verstehen

Assistierte Reproduktionstechnologien (ART) haben den Bereich der Reproduktionsmedizin revolutioniert und bieten Hoffnung für Menschen, die auf natürlichem Wege nicht schwanger werden können. Die In-vitro-Fertilisation (IVF) ist eines der bekanntesten ART-Verfahren. Dabei werden Eizellen aus den Eierstöcken entnommen und in einer Laborschale mit Spermien befruchtet. Die so entstandenen Embryonen werden dann in die Gebärmutter übertragen, mit dem Ziel, eine erfolgreiche Schwangerschaft zu erreichen. Die IVF bietet Möglichkeiten für Menschen mit verschiedenen Fruchtbarkeitsproblemen, z. B. Eileiterunfruchtbarkeit, Endometriose und verminderte Eierstockreserve.

Die Intrazytoplasmatische Spermieninjektion (ICSI) ist eine spezielle Form der IVF, bei der ein einzelnes Spermium direkt in eine Eizelle injiziert wird, um den Befruchtungsprozess zu unterstützen. Diese Technik ist besonders vorteilhaft bei Unfruchtbarkeit durch den männlichen Faktor oder wenn frühere IVF-Versuche erfolglos geblieben sind.

Die intrauterine Insemination (IUI) ist im Vergleich zur IVF ein weniger invasives Verfahren, bei dem gewaschene und konzentrierte Spermien zum Zeitpunkt des Eisprungs direkt in die Gebärmutter eingebracht werden. Die IUI kann eine geeignete Option für Personen mit bestimmten Fertilitätsproblemen sein, z. B. bei niedriger Spermienzahl oder Unfruchtbarkeit durch den Gebärmutterhals.

Natürliche und milde IVF-Behandlungen bieten einen sanfteren Ansatz für die assistierte Reproduktion, wobei der Schwerpunkt auf der Nutzung des natürlichen Ovulationszyklus des Körpers und der Minimierung des Einsatzes stimulierender Medikamente liegt. Diese Ansätze zielen darauf ab, die körperliche und emotionale Belastung zu verringern, die häufig mit traditionellen IVF-Protokollen verbunden ist, und gleichzeitig die Chancen auf eine erfolgreiche Empfängnis zu erhöhen.

Insgesamt bieten diese verschiedenen Fruchtbarkeitsbehandlungen den Menschen eine Reihe von Optionen, die auf ihre spezifischen Bedürfnisse zugeschnitten sind und ihnen Hoffnung und Möglichkeiten auf ihrem Weg zur Elternschaft bieten.

Finanzplanung für Fruchtbarkeitsbehandlungen

Wenn es um die finanziellen Aspekte der Behandlung ungewollter Kinderlosigkeit geht, ist es für Paare, die sich auf diesen Weg begeben, von entscheidender Bedeutung, die damit verbundenen Kosten zu kennen. Der Versicherungsschutz für Fruchtbarkeitsbehandlungen kann sehr unterschiedlich sein. Manche Versicherungen bieten einen umfassenden Versicherungsschutz, während andere bestimmte Verfahren überhaupt nicht abdecken. Es ist wichtig, dass die Paare ihre Versicherungspolicen sorgfältig prüfen, um zu verstehen, was abgedeckt ist und welche Kosten auf sie zukommen können.

Die Ausgaben für Fruchtbarkeitsbehandlungen, insbesondere für Verfahren wie die In-vitro-Fertilisation (IVF), können sich schnell summieren. Diese Kosten können Beratungsgebühren, Medikamente, Labortests und das eigentliche Verfahren selbst umfassen. Es ist wichtig, die Kosten der verschiedenen Behandlungen zu vergleichen und dabei die Erfolgsquoten und die finanziellen Auswirkungen der einzelnen Optionen zu berücksichtigen.

Die Inanspruchnahme von finanzieller Unterstützung ist eine praktikable Option für diejenigen, die vor erheblichen finanziellen Hindernissen bei Fruchtbarkeitsbehandlungen stehen. Es gibt Programme, Zuschüsse und Darlehen, die helfen, einen Teil der mit diesen Behandlungen verbundenen Kosten zu decken. Eine langfristige Finanzplanung ist ebenfalls wichtig, da sie es Paaren ermöglicht, die Kosten für laufende Behandlungen einzuplanen und bei Bedarf mögliche zukünftige Optionen in Betracht zu ziehen. Eine vorausschauende Planung kann einen Teil des Stresses mindern, der mit dem finanziellen Aspekt der ungewollten Kinderlosigkeit verbunden ist, und ermöglicht es den Paaren, fundierte Entscheidungen über ihren Weg der reproduktiven Gesundheit zu treffen.

Die Unvorhersehbarkeit der Fruchtbarkeitsreise begreifen

Für Paare, die mit ungewollter Kinderlosigkeit konfrontiert sind, kann der Weg zur Fruchtbarkeit ein komplexer und unvorhersehbarer Prozess sein. Es ist von entscheidender Bedeutung, das Wesen der Fruchtbarkeit zu verstehen, da sie eine Vielzahl von biologischen, umweltbedingten und emotionalen Faktoren umfasst. Besonders wichtig ist es, die Auswirkungen des Alters auf die Fruchtbarkeit zu erkennen, da sowohl bei Männern als auch bei Frauen die Reproduktionsfähigkeit mit zunehmendem Alter abnimmt. Dies unterstreicht die Bedeutung einer rechtzeitigen Entscheidungsfindung, wenn es darum geht, eine Familie zu gründen.

Darüber hinaus können sich Lebensstil und Ernährungsgewohnheiten erheblich auf die Fruchtbarkeitsergebnisse auswirken. Die Aufrechterhaltung eines gesunden Körpergewichts, regelmäßige körperliche Betätigung und eine nährstoffreiche Ernährung sind allesamt wichtige Komponenten zur Unterstützung der reproduktiven Gesundheit. Bestimmte Lebensstilfaktoren wie Rauchen, übermäßiger Alkoholkonsum und Stress können sich ebenfalls negativ auf die Fruchtbarkeit auswirken und sollten wirksam bekämpft werden.

Natürliche Methoden und ganzheitliche Ansätze können zwar die Fruchtbarkeit fördern, aber es gibt Fälle, in denen ein medizinischer Eingriff notwendig ist. Die Inanspruchnahme des Fachwissens von Fruchtbarkeitsspezialisten kann wertvolle Erkenntnisse, Diagnosen und auf die individuellen Bedürfnisse zugeschnittene Behandlungsoptionen liefern. Ebenso wichtig ist es, sich emotional vorzubereiten, denn der Weg zur Fruchtbarkeit wird oft von emotionalen Höhen und Tiefen begleitet. Die Entwicklung von Bewältigungsmechanismen, der Aufbau eines starken Unterstützungssystems und die Förderung des psychischen Wohlbefindens sind wesentliche Aspekte bei der Bewältigung der mit ungewollter Kinderlosigkeit verbundenen emotionalen Herausforderungen. Indem sie die Unvorhersehbarkeit der Fruchtbarkeitsreise anerkennen und einen ganzheitlichen Ansatz wählen, der Lebensstilentscheidungen, medizinische Beratung und emotionale Belastbarkeit umfasst, können sich Paare besser auf den Weg zur Elternschaft vorbereiten.

Integration von natürlichen und medizinischen Ansätzen

Der Weg zur Elternschaft kann mit vielen Unsicherheiten und Fragen verbunden sein. Für diejenigen, die einen medizinischen Eingriff zur Unterstützung der Fruchtbarkeit wünschen, ist es wichtig, die Rolle des Reproduktionsendokrinologen zu verstehen. In diesem Abschnitt werden wir uns mit der Welt der assistierten Reproduktionstechnologien und den verschiedenen klinischen Ansätzen befassen. Wir werden auch die Integration natürlicher Methoden mit medizinischen Behandlungen sowie die emotionale Vorbereitung auf diese einzigartige Reise untersuchen. Indem wir uns mit den verschiedenen Behandlungsmöglichkeiten und der Bedeutung der Forschung für die Entscheidungsfindung auseinandersetzen, werden Sie besser gerüstet sein, um diesen komplexen und sehr persönlichen Prozess zu bewältigen. Lassen Sie uns damit beginnen, die Feinheiten der Reproduktionsendokrinologie und die Vielzahl der Optionen zu enträtseln, die Ihnen auf diesem Weg zur Erfüllung Ihres Traums von einer Familie zur Verfügung stehen.

Zusammenarbeit mit Reproduktionsendokrinologen

Reproduktionsendokrinologen spielen eine wichtige Rolle auf dem komplexen Gebiet der Fruchtbarkeitsbehandlung. Sie sind auf die Diagnose und Behandlung von Hormonstörungen spezialisiert, die die Empfängnisfähigkeit beeinträchtigen können. Die Inanspruchnahme eines Reproduktionsendokrinologen umfasst eine Reihe von Schritten, die mit der Vorbereitung auf das erste Beratungsgespräch beginnen. Vor dem Termin ist es wichtig, alle relevanten medizinischen Unterlagen zusammenzutragen, einschließlich früherer Testergebnisse und relevanter Informationen über Ihre reproduktive Geschichte.

Die Kontaktaufnahme mit einem Reproduktionsendokrinologen beginnt in der Regel mit einer Überweisung durch Ihren Hausarzt oder Gynäkologen. Sobald Sie einen Termin vereinbart haben, sollten Sie unbedingt eine Liste mit Fragen, Anliegen und Zielen vorbereiten, die Sie während der Konsultation besprechen möchten. Eine effektive Kommunikation während dieses ersten Treffens ist von entscheidender Bedeutung; sprechen Sie offen über Ihre Krankengeschichte, Ihre Lebensgewohnheiten, Bedenken und Erwartungen.

Der Aufbau einer partnerschaftlichen Beziehung zu Ihrem Reproduktionsendokrinologen ist der Schlüssel zur Bewältigung der Komplexität der Fruchtbarkeitsbehandlung. Es ist wichtig, während des gesamten Prozesses eine offene Kommunikation aufrechtzuerhalten und alle Aktualisierungen, Änderungen oder Bedenken mitzuteilen, die Sie möglicherweise haben. Diese Zusammenarbeit erstreckt sich auch auf die Koordinierung aller naturheilkundlichen Ansätze, die Sie neben medizinischen Behandlungen anwenden. Wenn Sie sicherstellen, dass Ihr Endokrinologe über alle komplementären Therapien Bescheid weiß, die Sie ausprobieren, kann er Ihren Behandlungsplan effektiv anpassen. Regelmäßige Kommunikation und gemeinsame Entscheidungsfindung zwischen Ihnen und Ihrem Reproduktionsendokrinologen sind entscheidend für einen umfassenden und maßgeschneiderten Ansatz auf Ihrem Weg zur Fruchtbarkeit.

Die Wahl der richtigen Fertilitätsklinik für Ihre Bedürfnisse

Wenn Sie sich mit Hilfe einer Fertilitätsklinik auf den Weg zur Elternschaft machen, sollten Sie verschiedene Aspekte berücksichtigen, um Ihre Erfolgsaussichten zu erhöhen und eine positive Erfahrung zu machen. Ein grundlegender Faktor ist die Kenntnis der Erfolgsquoten der Klinik. Sie bieten wertvolle Einblicke in die Erfolgsbilanz der Klinik und sollten neben anderen Faktoren berücksichtigt werden.

Ebenso wichtig ist es, sich über die Behandlungen und Technologien der Klinik zu informieren. Verschiedene Kliniken können eine Vielzahl von Methoden anbieten, z. B. In-vitro-Fertilisation (IVF), intrauterine Insemination (IUI) oder Eizell-/Spermienspenderoptionen. Die Kenntnis dieser Behandlungen und der von der Klinik eingesetzten Technologien kann Ihnen helfen, das Angebot auf Ihre spezifischen Bedürfnisse und Präferenzen abzustimmen.

Es ist wichtig, die Kosten und finanziellen Angebote der Klinik zu prüfen. Fruchtbarkeitsbehandlungen können teuer sein, und es ist wichtig, den finanziellen Aspekt im Voraus zu kennen, um planen und Erwartungen erfüllen zu können. Außerdem ist es wichtig, dass Sie sich mit den Mitarbeitern der Klinik wohlfühlen. Ein hilfsbereites und sachkundiges Team, das Ihnen während des gesamten

Prozesses mit Rat und Tat zur Seite steht, kann einen großen Unterschied in Ihrem Gesamterlebnis ausmachen.

Die Überprüfung des Rufs und der Bewertungen der Klinik gibt Aufschluss über die Erfahrungen früherer Patienten und hilft Ihnen, die Qualität der Behandlung und der angebotenen Dienstleistungen zu beurteilen. Eine Klinik mit positiven Bewertungen und einem guten Ruf bietet mit größerer Wahrscheinlichkeit hervorragende Unterstützung und Ergebnisse. Wenn Sie diese Faktoren sorgfältig abwägen und gründliche Nachforschungen anstellen, können Sie eine Fruchtbarkeitsklinik auswählen, die Ihren Bedürfnissen entspricht und Ihnen die besten Chancen bietet, Ihr Ziel der Elternschaft zu erreichen.

Kombination von natürlichen und assistierten Reproduktionstechniken

Assistierte Reproduktionstechnologien (ART) haben die Landschaft der Fruchtbarkeitsbehandlung revolutioniert und bieten ein breites Spektrum an Optionen für Menschen, die mit Unfruchtbarkeit zu kämpfen haben. Häufig eingesetzte Techniken wie IVF, IUI und ICSI bieten Möglichkeiten für eine Empfängnis, wenn natürliche Methoden nicht ausreichen. Die Integration von Änderungen des Lebensstils und Anpassungen der Ernährung neben diesen medizinischen Eingriffen kann sich erheblich auf die Ergebnisse auswirken. Eine Ernährung, die reich an fruchtbarkeitsfördernden Nährstoffen wie Folat, Zink und Vitamin D ist, während verarbeitete Lebensmittel gemieden werden, kann die reproduktive Gesundheit optimieren. Stressreduzierende Praktiken, sportliche Aktivitäten und ausreichender Schlaf können den Erfolg der ART-Verfahren weiter verbessern. Natürliche Methoden wie pflanzliche Präparate, die für ihre fruchtbarkeitsfördernden Eigenschaften bekannt sind, und ganzheitliche Praktiken wie Akupunktur können die ART ergänzen und das allgemeine Wohlbefinden und die Fortpflanzungsfähigkeit fördern.

Die emotionale Vorbereitung auf den synergetischen Einsatz von natürlichen und assistierten Reproduktionsmethoden ist von größter Bedeutung. Die emotionale Achterbahnfahrt, die Fruchtbarkeitsbehandlungen begleitet, rechtfertigt proaktive Bewältigungsstrategien wie Beratung, Achtsamkeitstechniken und die Einbindung in ein starkes Unterstützungssystem. Das Buch erzählt von Menschen, die natürliche Praktiken und künstliche Befruchtung erfolgreich miteinander kombiniert haben. Es soll Hoffnung geben und konkrete Beispiele dafür liefern, wie eine harmonische Mischung von Ansätzen zu günstigen Ergebnissen bei der Suche nach Elternschaft führen kann.

Ihre Behandlungsoptionen verstehen

Um sich in der komplexen Landschaft der Fruchtbarkeitsbehandlungen zurechtzufinden, bedarf es eines vielschichtigen Ansatzes, der nicht nur die medizinische Wirksamkeit, sondern auch den persönlichen Komfort und die persönlichen Präferenzen berücksichtigt. Das erwartete Wohlbefinden bei der Wahl einer Behandlung spielt eine entscheidende Rolle für die Gesamterfahrung und den Erfolg auf dem Weg zur Elternschaft. Eine offene und ehrliche Kommunikation mit den Leistungserbringern im Gesundheitswesen ist unerlässlich, um sicherzustellen, dass Ihre Bedenken, Wünsche und Grenzen während des gesamten Prozesses klar zum Ausdruck gebracht und respektiert werden.

Um fundierte Entscheidungen über Ihre Behandlung zu treffen, ist eine gründliche Recherche unerlässlich. Indem Sie sich mit dem Wissen über die verschiedenen verfügbaren Maßnahmen ausstatten, können Sie sich selbst in die Lage versetzen, Ihren Weg zur Fruchtbarkeit aktiv mitzugestalten. Wenn Sie die Vorteile und potenziellen Risiken der einzelnen Optionen kennen, können Sie diese gegen Ihre persönlichen Prioritäten und Werte abwägen und so eine

Entscheidung treffen, die Ihren individuellen Bedürfnissen entspricht.

Die Integration natürlicher Methoden in konventionelle Fruchtbarkeitsbehandlungen kann einen ganzheitlichen Ansatz für die reproduktive Gesundheit bieten. Durch die Ergänzung medizinischer Maßnahmen mit ganzheitlichen Praktiken wie Ernährung, Bewegung und Stressbewältigungstechniken können Sie die Wirksamkeit herkömmlicher Behandlungen verbessern und gleichzeitig das allgemeine Wohlbefinden fördern. Dieser integrative Ansatz erkennt die Wechselbeziehung zwischen den körperlichen, emotionalen und spirituellen Aspekten der Fruchtbarkeit an und fördert ein umfassendes Unterstützungssystem für Ihre Reise zur Elternschaft.

Überwachung und Anpassung Ihres Fruchtbarkeitsplans nach Bedarf

Veränderungen der Fruchtbarkeit verstehen:

Die Dynamik der Fruchtbarkeit ist komplex und kann durch eine Vielzahl von Faktoren beeinflusst werden. Die Fruchtbarkeit kann aufgrund von Stress, gesundheitlichen Problemen, Alter, hormonellen Ungleichgewichten und Lebensstil schwanken. Für Menschen, die eine Schwangerschaft anstreben, ist es wichtig, diese Schwankungen zu verstehen, um ihre Chancen auf eine erfolgreiche Empfängnis zu optimieren. Die Überwachung des Eisprungs ist ein wichtiger Aspekt für das Verständnis der

Fruchtbarkeitsveränderungen, da sie hilft, das fruchtbarste Zeitfenster während des Menstruationszyklus zu bestimmen. Mit dieser Methode können Sie den Zeitpunkt des Geschlechtsverkehrs genau festlegen und so die Wahrscheinlichkeit einer Empfängnis erhöhen.

Bewertung der Auswirkungen von Änderungen des Lebensstils:

Änderungen des Lebensstils können sich tiefgreifend auf die Fruchtbarkeit auswirken. Die Anpassung der Ernährung spielt eine entscheidende Rolle bei der Unterstützung der reproduktiven Gesundheit. Eine ausgewogene Ernährung, die reich an Nährstoffen wie Folsäure, Eisen und Antioxidantien ist, kann die Fruchtbarkeit positiv beeinflussen. Änderungen des Lebensstils wie die Beibehaltung eines gesunden Gewichts, regelmäßige Bewegung, der Verzicht auf ungesunde Gewohnheiten wie Rauchen und übermäßigen Alkoholkonsum sowie die Bewältigung von Stress können ebenfalls zu einem gesünderen Fortpflanzungssystem beitragen.

Anpassung der naturheilkundlichen Interventionen:

Naturheilkundliche Maßnahmen, einschließlich der Verwendung von Kräutern, Nahrungsergänzungsmitteln, Akupunktur und anderen natürlichen Therapien, können die konventionelle Behandlung von

Fruchtbarkeitsstörungen ergänzen. Es ist wichtig, die Wirksamkeit dieser Maßnahmen zu überwachen und offen dafür zu sein, sie auf der Grundlage der individuellen Reaktionen und sich entwickelnden Bedürfnisse anzupassen. Das Erkennen von emotionalen Meilensteinen ist auf dem Weg zur Elternschaft ebenso wichtig, da sich das emotionale Wohlbefinden auf die körperliche Gesundheit und die Fruchtbarkeit auswirken kann.

Feststellung des Bedarfs an medizinischer Beratung:

Es ist wichtig zu wissen, wann man professionelle medizinische Hilfe in Anspruch nehmen sollte, wenn natürliche Methoden nicht zu den gewünschten Ergebnissen führen oder wenn der Verdacht auf eine Grunderkrankung besteht. Es ist von entscheidender Bedeutung, proaktiv ärztlichen Rat einzuholen, wenn es darum geht, fortschrittliche Fruchtbarkeitsbehandlungen und -maßnahmen zu erkunden. Die Konsultation von Fruchtbarkeitsspezialisten kann wertvolle Einblicke, Anleitungen und geeignete medizinische Maßnahmen bieten, die auf die individuellen Bedürfnisse zugeschnitten sind, um die Chancen auf eine erfolgreiche Empfängnis zu erhöhen.

VIII. Erfolgsgeschichten

Persönliche Erzählungen über die Überwindung der Kinderlosigkeit

Der schwierige Weg des Fruchtbarkeitsstreits kann sich isolierend und überwältigend anfühlen. Auf dem Weg zur Empfängnis können die Betroffenen auf verschiedene Hindernisse stoßen, die ihr emotionales und psychologisches Wohlbefinden auf die Probe stellen. In diesem Abschnitt befassen wir uns mit der Bedeutung der Resilienz bei der Bewältigung von Fruchtbarkeitsherausforderungen. Von der Bedeutung von Geduld und Ausdauer bis hin zur Rolle der emotionalen Stärke angesichts von Widrigkeiten werden wir die positiven Bewältigungsstrategien und Quellen der Unterstützung erkunden, die den Menschen helfen können, diese komplexe Reise zu bewältigen. Anhand von Fallbeispielen und persönlichen Anekdoten werden wir die Kraft der Resilienz bei der Überwindung von Fruchtbarkeitshindernissen und beim Finden von Hoffnung inmitten von Ungewissheit beleuchten. Seien Sie dabei, wenn wir das transformative Potenzial der Resilienz auf dem Weg zum Kinderwunsch aufdecken.

Die Reise des Paares zur natürlichen Empfängnis

Die naturheilkundliche Medizin, ein umfassender Ansatz für Gesundheit und Heilung, bietet einen einzigartigen

Blickwinkel, um Herausforderungen im Zusammenhang mit der Empfängnis anzugehen. Für viele Paare können die anfänglichen Schwierigkeiten mit der Fruchtbarkeit entmutigend sein und zu einer Reise führen, die von Unsicherheit und emotionalen Turbulenzen geprägt ist. Wenn die Diagnose gestellt wird und sie mit Fruchtbarkeitsproblemen konfrontiert werden, dämmert ihnen oft die Erkenntnis, dass eine ganzheitliche Änderung des Lebensstils transformierend sein kann. Diese Umstellung umfasst Ernährungsumstellungen, die Integration von pflanzlichen Heilmitteln und die Anwendung von stressreduzierenden Praktiken wie Yoga und Meditation.

Die psychologische und emotionale Belastung durch ungewollte Kinderlosigkeit ist tiefgreifend und wird oft unterschätzt. Von Gefühlen der Verzweiflung bis hin zu Ängsten und der Belastung von Beziehungen sind Bewältigungsstrategien von entscheidender Bedeutung. Beratung, die Teilnahme an Selbsthilfegruppen und Achtsamkeitstechniken dienen als Stützpfeiler für Menschen, die sich in diesem schwierigen Fahrwasser bewegen. Auf dem Weg zur Elternschaft geht es nicht nur um die Empfängnis, sondern auch um persönliches Wachstum und Widerstandsfähigkeit.

Der Erfolg bei der Überwindung dieser Hürden zeugt von der Stärke und Ausdauer der Menschen, die sich auf naturheilkundliche Ansätze und psychologische Bewältigungsmechanismen eingelassen haben. Im Rückblick auf ihre Reise finden diese Menschen tiefgründige Reflexionen nicht nur über den Empfängnisprozess, sondern auch über ihre eigene innere Wandlung und ihre neu gewonnene Widerstandsfähigkeit, sich den Herausforderungen des Lebens zu stellen.

Der Weg der Alleinerziehenden zur Elternschaft durch natürliche Methoden

Das Leben als Alleinerziehende bringt eine Vielzahl von Herausforderungen mit sich, sowohl praktischer als auch emotionaler Art. Von der Übernahme der Verantwortung als Alleinerziehende bis hin zur Bewältigung von Fruchtbarkeitsproblemen - Alleinerziehende stehen oft vor einer komplexen und anspruchsvollen Aufgabe. Wenn es um die Fruchtbarkeit geht, können Alleinerziehende natürliche Methoden erforschen, um ihre Chancen auf eine Empfängnis zu verbessern. Indem sie Praktiken wie Yoga, Meditation, Akupunktur und pflanzliche Heilmittel in ihre Routine integrieren, können Alleinerziehende nicht nur ihre Fruchtbarkeit steigern, sondern auch ihr allgemeines Wohlbefinden verbessern.

Denken Sie an die Geschichte von Michael, einem alleinerziehenden Vater, der nach einer ganzheitlichen Lebensweise mit regelmäßiger Bewegung und pflanzlichen Nahrungsergänzungsmitteln erfolgreich ein Kind in sein Leben aufnahm. Diese anekdotischen Erfolge unterstreichen die potenziellen Vorteile natürlicher Fruchtbarkeitsmethoden für Alleinerziehende. Inmitten dieser Reise ist es jedoch wichtig, die emotionale Belastung anzuerkennen, die mit der Alleinerziehendenschaft und den Herausforderungen der Fruchtbarkeit einhergehen kann.

Selbstfürsorge, der Aufbau eines soliden Unterstützungssystems und die Inanspruchnahme professioneller Hilfe sind von zentraler Bedeutung für die Aufrechterhaltung des emotionalen Wohlbefindens und die Förderung der Resilienz. Denken Sie daran, dass jeder Schritt, den Sie als Alleinerziehende auf diesem Weg machen, ein Beweis für Ihre Stärke und Entschlossenheit ist. Gehen Sie die Reise mit Mut und Optimismus an, denn Sie wissen, dass es Möglichkeiten der Unterstützung gibt, und Ihre Widerstandsfähigkeit wird Ihnen den Weg in eine bessere Zukunft ebnen.

Widerstandsfähigkeit und Durchhaltevermögen angesichts von Herausforderungen bei der Fruchtbarkeit

Resilienz ist ein Eckpfeiler im Bereich der Fruchtbarkeitsherausforderungen und bietet einen Wegweiser durch die oft turbulente Reise zur Elternschaft. Das Herzstück dieser Resilienz sind die beiden Säulen Geduld und Ausdauer, die den Menschen inmitten der Ungewissheiten und Schwierigkeiten, mit denen sie konfrontiert werden, Halt geben. Immer wieder ist es die unerschütterliche Entschlossenheit, trotz Rückschlägen weiterzumachen, die den Grundstein für den letztendlichen Triumph legt.

Emotionale Widerstandsfähigkeit ist, insbesondere nach erfolglosen Versuchen, ein wichtiger Verbündeter. Sie dient als Schutzschild gegen die Verzweiflung und bahnt einen Weg zu Akzeptanz und Erneuerung. Um diese emotionale Widerstandskraft zu stärken, können Betroffene positive Bewältigungsstrategien anwenden, z. B. Achtsamkeitspraktiken anwenden, therapeutische Möglichkeiten suchen und ihre Gedanken und Gefühle in einem Tagebuch festhalten.

In der Tapisserie der Resilienz erweist sich die soziale Unterstützung als ein starker Faden, der Verbindungen webt, die den Geist in Zeiten der Not stärken. Ob von Partnern, Familienmitgliedern, Freunden oder Selbsthilfegruppen - die Umarmung einer mitfühlenden Gemeinschaft kann Trost und Kraft spenden. Durch gemeinsame Erfahrungen und gegenseitiges Verständnis findet der Einzelne Trost in der kollektiven Widerstandsfähigkeit derer, die einen ähnlichen Weg gehen.

Fallbeispiele aus dem wirklichen Leben dienen als Leuchtfeuer der Hoffnung und verdeutlichen die transformative Kraft der Resilienz bei der Überwindung von Fruchtbarkeitshindernissen. Diese Geschichten von Beharrlichkeit und Mut unterstreichen den unbeugsamen menschlichen Geist und inspirieren andere, mit unerschütterlicher Entschlossenheit voranzugehen. Im Angesicht von Widrigkeiten ist Resilienz ein unerschütterlicher Begleiter, der den

Menschen den Weg zur Verwirklichung ihres Traums von der Elternschaft weist.

Gemeinschaftliche Unterstützung und Ermutigung auf dem Weg zur Fruchtbarkeit

Gemeinsame Erfahrungen spielen eine zentrale Rolle im komplizierten Geflecht der Fruchtbarkeitsreise und machen deutlich, wie wichtig die Unterstützung der Gemeinschaft ist, um die Herausforderungen der ungewollten Kinderlosigkeit zu meistern. Die kollektive Kraft des Zuspruchs und der positiven Einstellung der Gruppe kann inmitten der emotionalen Turbulenzen, die oft mit dem Kinderwunsch einhergehen, als Leuchtfeuer der Hoffnung dienen. Online-Selbsthilfegruppen und Social-Media-Plattformen sind virtuelle Zufluchtsorte, die den Kontakt und das Verständnis zwischen Menschen fördern, die einen ähnlichen Weg gehen.

Darüber hinaus bieten lokale Unterstützungsnetze einen greifbaren Rettungsanker, indem sie persönlichen Trost und Kameradschaft bieten, was in Zeiten der Not sehr beruhigend sein kann. Über den emotionalen Trost hinaus erstreckt sich der Einfluss der gemeinschaftlichen Unterstützung auch auf die Ergebnisse der Bemühungen zur Fruchtbarkeitssteigerung selbst. Die gemeinsame Weisheit, das Einfühlungsvermögen und die Widerstandsfähigkeit, die in gemeinschaftlichen Räumen zu finden sind, können die Erfolgsquoten aktiv beeinflussen und fördern.

Indem sie ihre Geschichten, Ängste und Triumphe in einem gemeinsamen Kontext teilen, finden Menschen, die sich auf den Weg der Fruchtbarkeit machen, nicht nur Trost, sondern schöpfen auch Kraft und Mut aus dem kollektiven Geist. In diesen gemeinsamen Momenten der Verletzlichkeit und Widerstandsfähigkeit können die Einzelnen dauerhafte Bande knüpfen, unschätzbare Erkenntnisse gewinnen und den Weg zur Elternschaft mit neuer Entschlossenheit und Hoffnung beschreiten.

Lektionen und Weisheiten aus der Erfahrung der Fruchtbarkeit

Bei der Bewältigung des schwierigen Terrains der Fruchtbarkeitsprobleme finden die Menschen oft Trost und Kraft in der heilenden Kraft der Gemeinschaft und der Unterstützung. Die Anerkennung und Würdigung der einzigartigen Wege, die jedes Paar oder jeder Einzelne beschreitet, ist grundlegend für die Förderung von Verständnis und Mitgefühl. Diese Anerkennung der Vielfalt der Fruchtbarkeitswege unterstreicht die Bedeutung von Empathie und Solidarität innerhalb von Unterstützungsnetzwerken.

Inmitten der Prüfungen und Triumphe des Fruchtbarkeitsprozesses erweist sich eine ehrliche Kommunikation als Eckpfeiler für die Kultivierung von Vertrauen und gegenseitigem Verständnis. Der offene und verletzliche

Austausch von Erfahrungen, Ängsten und Hoffnungen schafft einen sicheren Raum für emotionalen Ausdruck und Verbundenheit, was in Zeiten der Ungewissheit sehr beruhigend sein kann.

Darüber hinaus ist es eine Quelle der Ermutigung und Motivation, die kleinen Erfolge auf dem Weg zu feiern. Indem man selbst scheinbar unbedeutende Erfolge anerkennt und sich darüber freut, kann der Einzelne ein Gefühl des Fortschritts und der Positivität während seiner gesamten Fruchtbarkeitsreise entwickeln.

Selbstfürsorge ist nicht nur ein Luxus, sondern eine Notwendigkeit in dieser schwierigen Zeit. Die Priorität auf geistiges, emotionales und körperliches Wohlbefinden ist entscheidend für die Aufrechterhaltung von Widerstandsfähigkeit und Hoffnung im Angesicht von Widrigkeiten. Die Integration von Praktiken, die Entspannung, Achtsamkeit und Selbstmitgefühl fördern, kann den Menschen helfen, die Höhen und Tiefen des Fruchtbarkeitsprozesses mit mehr Gelassenheit zu durchlaufen.

Die Ungewissheit, die der Fruchtbarkeitsreise innewohnt, anzunehmen, erfordert eine tiefe Akzeptanz und die Bereitschaft, sich dem Unbekannten hinzugeben. Mit dieser Ungewissheit Frieden zu schließen, ist ein transformierender Akt, der es den Menschen ermöglicht, die Last der Kontrolle loszulassen und ein tieferes Vertrauen in die Entfaltung ihres Weges zu entwickeln.

Indem man sich auf die heilende Kraft der Gemeinschaft stützt, individuelle Unterschiede anerkennt und respektiert, ehrliche Kommunikation fördert, kleine Erfolge feiert, der Selbstfürsorge Priorität einräumt und Ungewissheit mit Anmut begegnet, kann man die Herausforderungen der unfreiwilligen Kinderlosigkeit mit Widerstandskraft, Hoffnung und einem tiefen Gefühl kollektiver Unterstützung meistern.

Überlegungen zu natürlichen Wegen zur Elternschaft

Der Weg zur Elternschaft ist eine Reise voller Höhen und Tiefen, Herausforderungen und Triumphe. Auf unserem Weg durch die vielfältige Landschaft der Fruchtbarkeit treffen wir auf eine Vielzahl von Erfahrungen und Ansätzen aus unterschiedlichen Kulturen und Hintergründen. In diesem Abschnitt werden wir die verschiedenen Erfolge bei der Fruchtbarkeit mit ganzheitlichen Ansätzen, einzigartigen Ernährungsweisen und alternativen Therapien untersuchen. Wir werden uns auch mit der Bedeutung der emotionalen Belastbarkeit inmitten der Vielfalt befassen und die unkonventionellen Wege zur Überwindung der Kinderlosigkeit aufzeigen. Indem wir die Ungewissheit als natürlichen Teil der Fruchtbarkeitsreise akzeptieren, auf die natürlichen Fähigkeiten des Körpers vertrauen und eine positive Einstellung fördern, werden wir die Kraft des Glaubens und der Beharrlichkeit beim Streben nach Elternschaft entdecken. Begleiten Sie uns auf dieser Entdeckungsreise der Hoffnung, Entschlossenheit und Widerstandsfähigkeit, während wir die verschiedenen und inspirierenden Wege zur Elternschaft feiern.

Vielfalt in Fruchtbarkeitsgeschichten zelebrieren

Der Weg zur Fruchtbarkeit ist eine zutiefst persönliche und kulturell geprägte Erfahrung, die die Herangehensweise von Einzelpersonen und Paaren bei ihrer Suche nach Elternschaft prägt. In verschiedenen Kulturen werden seit langem ganzheitliche Methoden zur Verbesserung der Fruchtbarkeit eingesetzt, die eine tiefe Verbindung zwischen traditioneller Weisheit und modernen Fruchtbarkeitslösungen darstellen. Von ayurvedischen Kräutern in Indien bis hin zu Praktiken der traditionellen chinesischen Medizin unterstreichen diese unterschiedlichen Ansätze die Bedeutung natürlicher und ganzheitlicher Methoden zur Unterstützung der reproduktiven Gesundheit.

Darüber hinaus bieten einzigartige Ernährungspfade auf dem Weg zur Elternschaft einen Einblick in die Art und Weise, wie verschiedene Kulturen bestimmte Lebensmittel und Nährstoffe zur Förderung der Fruchtbarkeit bevorzugen. Ob die antioxidantienreiche mediterrane Ernährung oder traditionelle fruchtbarkeitsfördernde Lebensmittel wie die Maca-Wurzel in Südamerika - die Ernährung spielt eine wichtige Rolle bei der Förderung der reproduktiven

Gesundheit und der Erhöhung der Empfängniswahrscheinlichkeit.

Emotionale Widerstandsfähigkeit inmitten von Vielfalt ist ein universelles Thema, das kulturelle Grenzen überschreitet und die wesentliche Rolle des mentalen und emotionalen Wohlbefindens auf dem Weg zur Fruchtbarkeit hervorhebt. Kulturspezifische Bewältigungsmechanismen und Unterstützungssysteme sind von größter Bedeutung, wenn es darum geht, Einzelpersonen und Paare bei der Bewältigung der emotionalen Herausforderungen im Zusammenhang mit ungewollter Kinderlosigkeit zu unterstützen.

Alternative Therapien wie Akupunktur, Homöopathie oder Aromatherapie haben sich in verschiedenen kulturellen Kontexten als vielversprechend erwiesen, um die Fruchtbarkeit zu verbessern. Diese unkonventionellen, aber wirksamen Methoden bieten zusätzliche Möglichkeiten für Menschen, die ihre Kinderlosigkeit überwinden und ihre Möglichkeiten zur Empfängnis erweitern wollen.

Durch die Nutzung dieser vielfältigen und oft unkonventionellen Ansätze haben Menschen auf der ganzen Welt einzigartige Wege zur Elternschaft gefunden, die die Widerstandsfähigkeit, Kreativität und unerschütterliche Entschlossenheit angesichts der Herausforderungen der Fruchtbarkeit unterstreichen. Indem sie den Reichtum kultureller Praktiken und alternativer Therapien anerkennen und in ihre Fruchtbarkeitsreisen integrieren, schreiben Einzelpersonen und Paare die traditionellen Erzählungen über Kinderlosigkeit um und kultivieren neue Geschichten der Hoffnung, des Durchhaltevermögens und schließlich des Erfolgs bei der Verwirklichung ihrer Träume von Elternschaft.

Ungewissheit akzeptieren und dem Prozess vertrauen

Im Bereich der Fruchtbarkeit ist die Ungewissheit oft groß und wirft einen Schatten von Zweifeln und Ängsten auf die Reise zur Empfängnis. Paare, die diesem Sturm trotzen, müssen die Ungewissheit als eine inhärente Facette des Prozesses annehmen und verstehen, dass die Fruchtbarkeit von Natur aus ein komplexer und unvorhersehbarer Weg sein kann. In diesem Geflecht aus Unbekanntem erweist sich Geduld als ein Leuchtfeuer der Weisheit. Natürliche Fruchtbarkeitsförderung erfordert eine ruhige Hand und einen widerstandsfähigen Geist, denn es kann dauern, bis die Früchte dieser Bemühungen reif sind.

Im Mittelpunkt dieser Reise steht das unerschütterliche Vertrauen in die tiefgreifende Fähigkeit des Körpers, zu heilen, wiederherzustellen und Leben zu schaffen. Dieses Vertrauen ist kein blinder Glaube, sondern ein tief verwurzeltes Verständnis der komplizierten Funktionsweise des menschlichen Körpers und seiner bemerkenswerten Widerstandskraft. Darüber hinaus wirken Positivität und Optimismus wie ein starkes Elixier, das Hoffnung und Widerstandskraft in jeden Schritt des Prozesses einbringt. Wenn man eine positive Einstellung kultiviert, kann man die Herausforderungen der ungewollten Kinderlosigkeit mit Anmut und Stärke meistern.

Die Kraft des Glaubens und der Beharrlichkeit ist ein Beweis für die Widerstandsfähigkeit des menschlichen Geistes. Indem sie sich auf einen unerschütterlichen Glauben und eine unerschütterliche Entschlossenheit stützen, können sie die unsicheren Gewässer der Fruchtbarkeitsreise mit Mut und Entschlossenheit durchqueren, in dem Wissen, dass jeder Schritt, den sie machen, ein Schritt näher an der Verwirklichung ihres Traums von der Elternschaft ist.

Die innere Stärke und Widerstandskraft mutiger Eltern würdigen

Kämpfe um Elternschaft anerkennen:

Der Kampf gegen die ungewollte Kinderlosigkeit kann eine tiefgreifende Herausforderung sein, die den Kern der eigenen Identität und den Wunsch nach Elternschaft auf die Probe stellt. Die Kraft der Entschlossenheit und Beharrlichkeit angesichts solcher Hindernisse ist lobenswert, wenn Einzelpersonen und Paare die emotionale Achterbahnfahrt durchlaufen, die mit Fruchtbarkeitsproblemen einhergehen kann. Die persönliche Widerstandsfähigkeit zeigt sich, wenn sie mutig Rückschläge hinnehmen und eine Stärke demonstrieren, die Hoffnung und Widerstandsfähigkeit fördert.

Auf diesem Weg spielt der Einfluss von Unterstützungsnetzen eine entscheidende Rolle, die Trost, Verständnis und Ermutigung bieten. Diese Netzwerke, bestehend aus Freunden, Familie und manchmal auch professionellen Beratern, sind ein wichtiger Rettungsanker, der den Betroffenen hilft, den Sturm der Ungewissheit und Enttäuschung zu überstehen.

Ganzheitliche Heilungsansätze, die sowohl das körperliche als auch das seelische Wohlbefinden einbeziehen, bieten einen Hoffnungsschimmer auf dem Weg zur Elternschaft. Durch die Einbeziehung natürlicher Methoden, die Körper, Geist und Seele nähren, können Menschen ihre Fruchtbarkeitsreise verbessern und sich selbst befähigen, ihren Traum vom Elternwerden zu verwirklichen.

Indem sie ihren Weg zur Elternschaft feiern, würdigen sie ihr unerschütterliches Engagement bei der Überwindung von Herausforderungen und nehmen sowohl die Kämpfe als auch die Triumphe an, die ihre einzigartige Reise zur Gründung einer Familie prägen.

Förderung von Hoffnung und Empowerment in der Fertilitätsgemeinschaft

Im Reich der Fruchtbarkeitskämpfe erweist sich die Hoffnung als eine starke Kraft, die Trost und Orientierung im Labyrinth der Herausforderungen bietet. Erfolgsgeschichten spielen eine zentrale Rolle, wenn es darum geht, diese Hoffnung zu nähren und scheinbar unüberwindbare Hindernisse in erreichbare Siege zu verwandeln. Diese Erzählungen bestätigen nicht nur die Möglichkeit, die ungewollte Kinderlosigkeit zu überwinden, sondern vermitteln auch denjenigen, die einen ähnlichen Weg gehen, ein Gefühl von Optimismus und Widerstandskraft. Eine positive Einstellung zur Fruchtbarkeit ist nicht nur ein Klischee, sondern ein wirkungsvolles Instrument, da die Verbindung zwischen Körper und Geist die reproduktive Gesundheit erheblich beeinflussen kann. Wenn Menschen ihren Weg mit Positivität und Entschlossenheit angehen, schaffen sie einen fruchtbaren Boden, auf dem Möglichkeiten gedeihen können.

Empowerment im Zusammenhang mit Fruchtbarkeit ist vielschichtig und beruht auf dem Erwerb von Wissen und dem Zugang zu Ressourcen, die mit ganzheitlichen und natürlichen Ansätzen der Empfängnisregelung in Einklang stehen. Indem sich der Einzelne über verschiedene Methoden zur Verbesserung der Fruchtbarkeit informiert und sich mit den richtigen Hilfsmitteln und Informationen ausstattet, gewinnt er ein Gefühl der Selbstbestimmung über die Gestaltung seiner reproduktiven Zukunft zurück. Diese Selbstbestimmung beruht jedoch nicht nur auf persönlichen Bemühungen, sondern gedeiht auch in einer Gemeinschaft der Unterstützung und des Verständnisses. Der Aufbau stabiler Unterstützungsnetze ist von entscheidender Bedeutung, da sie einen sicheren Raum für den Austausch von Erfahrungen, Schwachstellen und Erfolgen bieten und so das Gefühl der Zugehörigkeit und Solidarität auf dem Weg fördern.

In diesem Kontinuum wird die Aufrechterhaltung von Hoffnung und Befähigung zu einer bewussten Praxis, zu einem täglichen Ritual, das den eigenen Geist nährt und den Glauben an die Möglichkeit der Elternschaft stärkt. Es erfordert ein empfindliches Gleichgewicht zwischen realistischen Erwartungen, unerschütterlichem Vertrauen in den Prozess und einem unerschütterlichen Engagement für Selbstfürsorge und Wohlbefinden. Indem man sich die Geschichten von Triumphen zu eigen macht, eine positive Einstellung kultiviert, verfügbare Ressourcen nutzt und ein Netz von belastbaren Unterstützungssystemen knüpft, kann man seine Fruchtbarkeitsreise mit Anmut und Widerstandskraft bewältigen, den Herausforderungen standhalten und jeden Schritt auf dem Weg zu seinem Traum von der Elternschaft feiern.

Für Paare, die mit ungewollter Kinderlosigkeit konfrontiert sind, ist es wichtig, die emotionale Achterbahnfahrt zu erkennen, die die Reise zur Fruchtbarkeit begleitet. Die Höhen und Tiefen - von der Hoffnung bis zur Enttäuschung - anzuerkennen, ist der erste Schritt, um den emotionalen Tribut wirksam zu bewältigen. Eine positive Einstellung zu pflegen, ist nicht nur ein Klischee, sondern ein wirksames Mittel zur Bewältigung. Die Pflege einer hoffnungsvollen und optimistischen Einstellung kann einen erheblichen Einfluss darauf haben, wie der Einzelne mit den Herausforderungen umgeht, mit denen er konfrontiert ist.

Bei der Resilienz geht es darum, die innere Stärke zu nutzen und angesichts von Widrigkeiten Durchhaltevermögen zu zeigen. Dazu gehört die Einsicht, dass Rückschläge keine dauerhaften Hindernisse sind, sondern Chancen für Wachstum und Lernen. Der Nutzen von Unterstützungsnetzwerken kann gar nicht hoch genug eingeschätzt werden; gemeinschaftlicher Rückhalt und Kameradschaft bieten Trost in Momenten der Verzweiflung und Freude in Zeiten des Triumphs.

Sich in Geduld und Selbstmitgefühl zu üben, ist wie eine sanfte Umarmung inmitten des Sturms, eine Erinnerung daran, dass Selbstfürsorge nicht egoistisch, sondern notwendig für das Wohlbefinden ist. Die Wertschätzung von Geduld und Verständnis in schwierigen Zeiten ist ein Beweis für die eigene Stärke.

Bei der kontinuierlichen Weiterbildung geht es nicht nur um den Erwerb von Wissen, sondern auch um die Befähigung zur Selbsthilfe. Wer sich mit aktueller Forschung und umfassendem Wissen auf dem Laufenden hält, verfügt über die notwendigen Instrumente und Erkenntnisse, um fundierte Entscheidungen zu treffen und sich in der oft komplexen Landschaft der Fruchtbarkeitsherausforderungen zurechtzufinden.

IX. Schlussfolgerung

Zusammenfassung der wichtigsten Konzepte und Denkanstöße

Der Weg zur Elternschaft kann für viele Paare eine schwierige und emotionale Erfahrung sein. Dieser Abschnitt befasst sich mit den ganzheitlichen Aspekten der Fruchtbarkeit - vom Verständnis der Auswirkungen von Stress auf die Fruchtbarkeit bis hin zur Erforschung alternativer Therapien und naturheilkundlicher Ansätze. Er befasst sich mit der Bedeutung der Behandlung des Körpers als Ganzes, der Anerkennung des individuellen Fruchtbarkeitsweges und der Bedeutung des emotionalen Wohlbefindens während des gesamten Prozesses. Durch die Anerkennung der Schwierigkeit der Reise und die Förderung von Ausdauer und Positivität können Paare den Weg zur Elternschaft mit Widerstandsfähigkeit und Hoffnung beschreiten. In diesem Abschnitt befassen wir uns mit integrativer Betreuung, emotionalen Reaktionen auf ungewollte Kinderlosigkeit und der Bedeutung unterstützender Beziehungen für die Fruchtbarkeit.

Bedeutung ganzheitlicher Ansätze zur Verbesserung der Fruchtbarkeit

Eine ganzheitliche Behandlung des Körpers bei Fruchtbarkeitsproblemen bedeutet, das komplizierte Zusammenspiel zwischen körperlicher Gesundheit, emotionalem Wohlbefinden und geistigem Gleichgewicht zu erkennen. Stress, ein häufiger Grund für Fruchtbarkeitsprobleme, kann das hormonelle Gleichgewicht stören und die Fortpflanzungsfunktionen beeinträchtigen. Emotionaler Stress verschlimmert diese Probleme noch weiter und macht deutlich, wie wichtig es ist, Stress zu bewältigen und einen positiven emotionalen Zustand zu kultivieren, um die Fruchtbarkeit zu unterstützen.

Was die Ernährung betrifft, so spielen bestimmte Lebensmittel und Nährstoffe eine entscheidende Rolle bei der Förderung der reproduktiven Gesundheit. Antioxidantienreiche Lebensmittel wie Obst und Gemüse, Omega-3-Fettsäuren aus Quellen wie Fisch und Vitamine wie Folsäure und Vitamin D sind dafür bekannt, dass sie das hormonelle Gleichgewicht unterstützen und die Gesundheit von Eizellen und Spermien optimieren.

Die Praktiken von Yoga, Meditation und gezielten Übungen bieten vielfältige Vorteile für die Verbesserung der Fruchtbarkeit. Diese Aktivitäten können die Blutzirkulation zu den Fortpflanzungsorganen optimieren, Stress abbauen und den Hormonspiegel regulieren, was alles zu einem fruchtbareren Umfeld beitragen kann.

Darüber hinaus können ergänzende Therapien wie Akupunktur und Aromatherapie die Fruchtbarkeit steigern, indem sie die Entspannung fördern, Stress abbauen und energetische Ungleichgewichte im Körper beheben. Diese ganzheitlichen Ansätze können als wertvolle Ergänzung zu konventionellen Fruchtbarkeitsbehandlungen dienen und Körper und Geist gleichzeitig pflegen.

Die Anerkennung der Bedeutung des psychischen Wohlbefindens während des gesamten Kinderwunsches ist von zentraler Bedeutung. Die Aufrechterhaltung eines gesunden psychischen Zustands durch Therapie, Achtsamkeitstechniken oder Selbsthilfegruppen ist unerlässlich, um die emotionale Belastung durch die Unfruchtbarkeit zu mildern. Die Kultivierung von Resilienz, die Suche nach emotionaler Unterstützung und die Priorisierung der Selbstfürsorge sind unverzichtbare Strategien, um die emotionalen Komplexitäten zu bewältigen, die mit den Herausforderungen der Fruchtbarkeit verbunden sind.

Stärkung der Entscheidungsfreiheit des Einzelnen in Bezug auf die Fruchtbarkeit

Die Erkenntnis, dass Ihre individuelle Fruchtbarkeitsreise eine zutiefst persönliche und einzigartige Erfahrung ist, die Selbstbeobachtung und einen proaktiven Ansatz erfordert. Die Übernahme von Verantwortung für die Wahl des Lebensstils ist ein grundlegender Schritt in diesem Prozess, da das Verständnis der Auswirkungen von Gewohnheiten wie Ernährung, Bewegung und Stressbewältigung auf die

Fruchtbarkeit den Weg für positive Veränderungen ebnen kann. Durch das Erlernen und Anwenden von naturheilkundlichen Ansätzen können Einzelpersonen die Heilkraft der Natur nutzen und die Vorteile von pflanzlichen Heilmitteln, Nahrungsergänzungsmitteln und ganzheitlichen Therapien zur Unterstützung der reproduktiven Gesundheit erforschen.

Alternative Therapien wie Akupunktur, Aromatherapie und Homöopathie können konventionelle Behandlungen ergänzen und bieten zusätzliche Möglichkeiten zur Verbesserung der Fruchtbarkeit. Diese Methoden konzentrieren sich darauf, das Gleichgewicht und die Harmonie im Körper wiederherzustellen und die zugrunde liegenden Probleme anzugehen, die die Fruchtbarkeit beeinträchtigen können. Darüber hinaus ist die Auseinandersetzung mit den emotionalen Aspekten der ungewollten Kinderlosigkeit entscheidend für das allgemeine Wohlbefinden. Die Entwicklung von Bewältigungsstrategien, die Inanspruchnahme von Beratung und der Aufbau eines starken Unterstützungssystems können den Betroffenen helfen, die komplexen Emotionen zu bewältigen, die häufig mit Fruchtbarkeitsstörungen einhergehen.

Auf dieser Reise spielt eine fundierte Entscheidungsfindung eine wichtige Rolle bei der Gestaltung des weiteren Weges. Durch das Sammeln von Informationen, die Konsultation von Gesundheitsdienstleistern und das Abwägen aller verfügbaren Optionen können die Betroffenen eine

Entscheidung treffen, die mit ihren Zielen der Familiengründung oder -erweiterung übereinstimmt. Wenn man sich diese Aspekte der Fruchtbarkeitsreise zu eigen macht, kann man die Kontrolle über seine reproduktive Gesundheit übernehmen und mit Zuversicht und Widerstandsfähigkeit voranschreiten.

Förderung des emotionalen Wohlbefindens während der Fruchtbarkeitsperiode

Die emotionalen Reaktionen auf ungewollte Kinderlosigkeit können tiefgreifend und vielschichtig sein und Einzelpersonen und Paare auf einer sehr persönlichen Ebene beeinträchtigen. Der emotionale Tribut, den die Fruchtbarkeitsprobleme fordern, kann sich auf verschiedene Weise manifestieren und das psychische Wohlbefinden und sogar die körperliche Gesundheit beeinträchtigen. Stress, eine häufige Begleiterscheinung dieser Herausforderungen, kann sich nachteilig auf die Fruchtbarkeit auswirken, indem er das hormonelle Gleichgewicht stört und die Fortpflanzungsfunktion beeinträchtigt. Das Erkennen und Bewältigen von Stress ist entscheidend für das allgemeine Wohlbefinden und die Verbesserung der Fruchtbarkeit.

In Zeiten emotionalen Aufruhrs ist der Aufbau eines soliden Unterstützungsnetzes von unschätzbarem Wert. Familie, Freunde, Selbsthilfegruppen oder psychosoziale

Fachkräfte können einen sicheren Raum bieten, in dem Betroffene ihre Gefühle ausdrücken, Rat suchen und emotionalen Trost finden können. Diese Netzwerke können Sicherheit, Verständnis und ein Gefühl der Gemeinschaft vermitteln und so die Isolation abfedern, die oft mit unfreiwilliger Kinderlosigkeit einhergeht.

Die Stärkung der emotionalen Widerstandsfähigkeit ist der Schlüssel, um die Höhen und Tiefen der Fruchtbarkeitsreise zu meistern. Die Pflege der Selbstfürsorge, die Ausübung von Aktivitäten, die Freude und Entspannung bringen, und die Förderung einer positiven Einstellung können den Betroffenen helfen, die emotionalen Stürme zu überstehen, die Unfruchtbarkeit mit sich bringen kann. Die Inanspruchnahme professioneller Hilfe durch Therapeuten, Berater oder Selbsthilfegruppen, die auf Unfruchtbarkeit spezialisiert sind, kann maßgeschneiderte Unterstützung und Bewältigungsstrategien bieten, die den Betroffenen helfen, komplexe Emotionen zu bewältigen und effektive Bewältigungsmechanismen zu entwickeln.

Fürsprache für integrative Versorgung in der Reproduktionsmedizin

Die integrative Behandlung in der Kinderwunschbehandlung ist ein umfassender und individueller Ansatz, der konventionelle medizinische Verfahren mit komplementären und alternativen Therapien kombiniert, um verschiedene Aspekte zu behandeln, die die Fruchtbarkeit beeinflussen.

Durch die Einbeziehung ganzheitlicher Techniken neben den traditionellen Behandlungen zielt die integrative Behandlung darauf ab, die allgemeine Gesundheit und das Wohlbefinden zu optimieren und so die Fruchtbarkeit zu verbessern.

Einer der Hauptvorteile der integrativen Behandlung ist ihre patientenzentrierte Ausrichtung, bei der die Behandlungspläne auf die spezifischen Bedürfnisse und Herausforderungen von Einzelpersonen oder Paaren mit Fruchtbarkeitsproblemen zugeschnitten werden. Dieser Ansatz erkennt die Verflechtung von körperlicher, emotionaler und geistiger Gesundheit in Bezug auf die Fruchtbarkeit an und betont die Bedeutung eines ausgeglichenen und harmonischen Wohlbefindens für eine erfolgreiche Empfängnis.

Bei der integrativen Behandlung spielen die emotionale und geistige Gesundheit eine entscheidende Rolle, da Stress, Angst und emotionale Notlagen die reproduktive Gesundheit erheblich beeinträchtigen können. Daher werden Strategien wie Beratung, Achtsamkeitspraktiken und Stressbewältigungstechniken integriert, um das emotionale Wohlbefinden zu fördern und die negativen Auswirkungen psychologischer Stressfaktoren auf die Fruchtbarkeit zu verringern.

Die Fallstudien zeigen anhand von Beispielen aus dem wirklichen Leben, wie die integrative Behandlung Menschen bei der Bewältigung von Fertilitätsproblemen und bei der Erreichung einer erfolgreichen Schwangerschaft geholfen hat. Diese Erfolgsgeschichten unterstreichen die Wirksamkeit eines vielschichtigen Ansatzes, der den Menschen als Ganzes betrachtet und nicht nur die körperliche Gesundheit, sondern auch emotionale und mentale Aspekte berücksichtigt, um die Fruchtbarkeit zu optimieren.

Darüber hinaus fördert die Zusammenarbeit zwischen mehreren medizinischen Fachleuten, darunter Reproduktionsendokrinologen, Ärzte für integrative Medizin, Ernährungsberater, Psychologen und ganzheitliche Therapeuten, einen kohärenten und interdisziplinären Ansatz für die Fruchtbarkeitsbehandlung. Durch diese Zusammenarbeit wird sichergestellt, dass die Patienten eine umfassende und abgerundete Behandlung erhalten, die sich auf das Fachwissen und die Sichtweisen verschiedener Spezialisten stützt, um einen maßgeschneiderten Behandlungsplan zu erstellen, der alle Facetten der Gesundheit und Fruchtbarkeit berücksichtigt. Durch die Zusammenarbeit dieser Fachleute können sie Unterstützung, Beratung und Fachwissen in verschiedenen Bereichen anbieten und so einen ganzheitlichen Ansatz verfolgen, der die Chancen auf eine Empfängnis maximiert und die Menschen auf ihrem Weg zur Elternschaft unterstützt.

Erkennen der Schwierigkeit der Reise:

Der Weg zur Elternschaft bei ungewollter Kinderlosigkeit ist eine Reise voller emotionaler und körperlicher Herausforderungen. Für Paare ist es wichtig, diese Schwierigkeiten offen und mitfühlend anzuerkennen und anzusprechen. Das Gewicht der unerfüllten Erwartungen, der medizinischen Unsicherheiten und des gesellschaftlichen Drucks kann überwältigend sein, so dass es wichtig ist, Verständnis und Unterstützung bei den Menschen in Ihrem Umfeld zu suchen.

Die Bedeutung von unterstützenden Beziehungen:

Unterstützende Beziehungen spielen eine entscheidende Rolle dabei, die Last der Unfruchtbarkeit zu lindern. Ob durch verständnisvolle Freunde, einfühlsame Familienmitglieder oder die Teilnahme an Selbsthilfegruppen - ein Netzwerk von Menschen, die Trost, Rat und Ermutigung spenden können, kann den entscheidenden Unterschied ausmachen. Diese Beziehungen können einen sicheren Raum für den Austausch von Gedanken und Gefühlen bieten, die Isolation verringern und die Hoffnung in schwierigen Zeiten fördern.

Unterstützung der Selbstfürsorge:

Inmitten der Herausforderungen der ungewollten Kinderlosigkeit ist die Selbstfürsorge kein Luxus, sondern eine Notwendigkeit. Sich um das eigene körperliche, emotionale und geistige Wohlbefinden zu kümmern, ist der Schlüssel, um die Höhen und Tiefen der Fruchtbarkeitsreise zu überstehen. Von einer ausgewogenen Ernährung und regelmäßiger körperlicher Betätigung bis hin zur Inanspruchnahme einer Beratung oder der Anwendung von Entspannungstechniken - die Investition in die Selbstfürsorge kann die Widerstandsfähigkeit und die allgemeine Gesundheit verbessern, während man die Komplexität der Unfruchtbarkeit meistert.

Die Kraft des Positiven betonen:

Auch wenn es schwierig sein mag, kann eine positive Einstellung sowohl für das psychische Wohlbefinden als auch für die Fruchtbarkeit von großem Nutzen sein. Die Forschung zeigt, dass sich Stress auf die reproduktive Gesundheit auswirken kann, weshalb es wichtig ist, Optimismus und Hoffnung zu kultivieren. Das Praktizieren von Dankbarkeit, Achtsamkeit und stressreduzierenden Techniken kann zu einer positiveren Einstellung beitragen, die das allgemeine Wohlbefinden verbessern und die Chancen auf eine Schwangerschaft erhöhen kann.

Ermutigung zu Geduld und Vertrauen in den Prozess:

Der Weg zur Elternschaft ist oft kurvenreich und von Unsicherheiten und Rückschlägen geprägt. Es ist wichtig zu verstehen, dass der Weg zur Elternschaft Zeit in Anspruch nehmen kann. Vertrauen in den Prozess zu haben, auch wenn er sich entmutigend anfühlt, ist entscheidend. Konsequente Bemühungen, gepaart mit verlässlichen Methoden und einer geduldigen Einstellung, können den Weg zum Erfolg bei der Familiengründung ebnen.

Förderung des Durchhaltevermögens:

Angesichts der Herausforderungen, die eine ungewollte Kinderlosigkeit mit sich bringt, wird Beharrlichkeit zu einem notwendigen Begleiter auf dem Weg zur Elternschaft. Resilienz aufzubauen, Rückschlägen mutig zu begegnen und sich weiterhin um die Erfüllung des Traums von einem Kind zu bemühen, sind wesentliche Bestandteile dieses Weges. Entschlossenheit und das Festhalten an einem Ziel, auch wenn es Hindernisse gibt, können schließlich zum Erfolg und zur Erfüllung des Kinderwunsches führen.

Schlusswort und Ressourcen für weitere Unterstützung

Sich auf den Weg der Fruchtbarkeit zu begeben, kann eine komplexe und emotionale Erfahrung sein. Wenn Sie sich durch die verschiedenen Ressourcen, die Ihnen zur Verfügung stehen, navigieren, ist es wichtig, dass Sie sich an den Wert individueller Pläne und professioneller Beratung erinnern. In diesem Abschnitt stellen wir Ihnen eine Reihe von Literaturempfehlungen, alternativen Therapien und emotionalen Unterstützungsmöglichkeiten vor, die Sie auf Ihrem Weg zur Fruchtbarkeit begleiten. Durch die Würdigung erfahrener Kollegen, das Lob von Fachleuten und die Würdigung spezifischer Beiträge möchten wir Ihnen ein umfassendes Verständnis der verfügbaren Hilfsmittel und Kanäle zur Verbesserung Ihrer Fruchtbarkeit vermitteln. Durch die Förderung des Engagements in der Gemeinschaft und der Selbstfürsorge hoffen wir, Sie in die Lage zu versetzen, fundierte Entscheidungen zu treffen und aktiv an Ihrer Fruchtbarkeitsreise teilzunehmen. Denken Sie daran, dass jeder Weg zur Elternschaft einzigartig ist, und dass Sie durch die Förderung von Hoffnung, Ausdauer und Widerstandsfähigkeit die Herausforderungen, die sich Ihnen stellen, meistern können. Lassen Sie uns gemeinsam die Ressourcen und Strategien erkunden, die Sie bei der Verwirklichung Ihres Traums von einer Elternschaft unterstützen werden.

Empfehlungen für weitere Lektüre und Ressourcen

Empfohlene Literatur:

Ressourcen zu Fruchtbarkeit und Ernährung:

1. "Die Fruchtbarkeitsdiät: Die bahnbrechende Forschung enthüllt natürliche Wege zur Förderung des Eisprungs und zur Verbesserung Ihrer Chancen auf eine

Schwangerschaft" von Jorge Chavarro, Walter Willett und Patrick Skerrett.

2. "It Starts with the Egg: How the Science of Egg Quality Can Help You Get Pregnant Naturally, Prevent Miscarriage, and Improve Your Odds in IVF" von Rebecca Fett.

Ressourcen zur naturheilkundlichen Medizin:

1. "The Infertility Cure: The Ancient Chinese Wellness Program for Getting Pregnant and Having Healthy Babies" von Randine Lewis.

2. "Natürliche Lösungen für Fruchtbarkeits-, Schwangerschafts- und Stillschwierigkeiten" von Nancy Dunne und Linda Woolven.

Ressourcen für alternative Therapien:

1. "The Mind-Body Fertility Connection: Der wahre Weg zur Empfängnis" von James Schwartz.

2. "Akupunktur und IVF: Steigerung des IVF-Erfolgs um 40-60%" von Lifang Liang.

Ressourcen für emotionale Unterstützung und Beratung:

1. "Leerer Schoß, schmerzendes Herz: Hoffnung und Hilfe für alle, die mit Unfruchtbarkeit zu kämpfen haben" von Marlo Schalesky.

2. "The Pursuit of Parenthood: Reproduktionstechnologie von Retortenbabys bis zu Gebärmuttertransplantationen" von Margaret Marsh und Wanda Ronner.

Medizinische Behandlungsoptionen Ressourcen:

1. "A Couple's Guide to In Vitro Fertilization: Alles, was Sie wissen müssen, um Ihre Erfolgschancen zu maximieren" von Liza Charlesworth.

2. "Babies machen: Ein bewährtes 3-Monats-Programm für maximale Fruchtbarkeit" von Sami S. David und Jill Blakeway.

Dank und Danksagung an die Mitwirkenden

Bei der Erstellung dieses Buches, "Natürliche Wege zur Elternschaft: Überwindung ungewollter Kinderlosigkeit" hatte ich das Glück, von geschätzten Fachleuten aus dem Bereich der alternativen Therapien beraten und unterstützt zu werden. Ihr reichhaltiges Wissen, das sie mit Großzügigkeit und Sorgfalt geteilt haben, hat den Inhalt bereichert und dafür gesorgt, dass er für diejenigen relevant ist, die ganzheitliche Ansätze zur Verbesserung der Fruchtbarkeit suchen. Ich möchte diesen Personen meinen aufrichtigen Dank für ihre unschätzbaren Beiträge und ihr unermüdliches Engagement zur Förderung natürlicher Methoden für die reproduktive Gesundheit aussprechen.

Darüber hinaus bin ich sehr dankbar für die sorgfältige Arbeit der Korrektoren und Redakteure, die jedes Wort und jeden Satz gewissenhaft überprüft und den Text so verfeinert haben, dass er die beabsichtigte Botschaft klar und präzise vermittelt. Ihr scharfer Blick für Details und ihr Engagement für Spitzenleistungen haben die Qualität dieses Buches erheblich verbessert.

Ich möchte mich auch bei den mutigen Menschen bedanken, die bereitwillig ihre persönliche Fruchtbarkeitsgeschichte mit uns geteilt haben und dieses Werk mit Erfahrungen und Erkenntnissen aus dem wirklichen Leben bereichert haben, die auf einer tiefen Ebene nachhallen. Ihre Offenheit und Offenheit haben nicht nur die Erzählung bereichert, sondern auch denjenigen Hoffnung und Trost gegeben, die ähnliche Herausforderungen zu bewältigen haben.

Schließlich möchte ich meinen Freunden und meiner Familie, die mich unterstützen und deren unerschütterlicher Glaube an dieses Projekt eine ständige Quelle der Kraft und Ermutigung war, meinen aufrichtigen Dank aussprechen. Ihre Liebe, ihr Verständnis und ihre Ermutigung waren während dieser Reise eine wichtige Stütze, für die ich wirklich dankbar bin.

Ermutigung zu individuellen Plänen und professioneller Beratung: Um sich auf dem komplexen Terrain der Fruchtbarkeitssteigerung zurechtzufinden, ist es wichtig, individuelle Pläne zu entwickeln, die auf Ihre speziellen Bedürfnisse und Umstände zugeschnitten sind. Eine professionelle Beratung durch Experten für Reproduktionsmedizin, Naturheilkunde oder ganzheitliche Gesundheitsfürsorge kann Ihnen unschätzbare Einblicke und Unterstützung bieten, die auf Ihren individuellen Weg zugeschnitten sind. Diese Fachleute können spezialisierte Beratung, diagnostische Bewertungen und gezielte Behandlungsoptionen anbieten, um Ihre Chancen auf eine Empfängnis zu optimieren.

Förderung lokaler Selbsthilfegruppen: Lokale Selbsthilfegruppen bieten eine einzigartige Gelegenheit, mit Menschen in Kontakt zu treten, die auf dem Weg zur Elternschaft vor ähnlichen Herausforderungen stehen. Das Engagement in diesen Gruppen kann ein Gefühl der Gemeinschaft, der Solidarität und des Verständnisses vermitteln, das für das emotionale Wohlbefinden in dieser sensiblen Zeit unerlässlich ist. Durch den Austausch von Erfahrungen, Ressourcen und Bewältigungsstrategien mit anderen, die sich in Ihren Weg einfühlen können, finden Sie Trost, Ermutigung und praktische Ratschläge, die bei der Verbesserung Ihrer Fruchtbarkeit einen entscheidenden Unterschied machen können.

Förderung des Engagements der Gemeinschaft: Das Engagement in der Gemeinschaft spielt eine wichtige Rolle bei der Förderung eines unterstützenden Umfelds für Menschen, die mit ungewollter Kinderlosigkeit kämpfen. Durch die Teilnahme an Veranstaltungen, Workshops oder Online-Foren zum Thema Fruchtbarkeit und reproduktive Gesundheit können Sie Ihr Wissen erweitern, Zugang zu wertvollen Ressourcen erhalten und Verbindungen zu Gleichgesinnten aufbauen, die Ihre Ziele und Wünsche teilen. Der Anschluss an eine Gemeinschaft, die Ihre Erfahrungen versteht und nachempfinden kann, kann Ihnen ein tiefes Gefühl der Zugehörigkeit, der Ermutigung und der Unterstützung geben, während Sie die Herausforderungen der natürlichen Verbesserung Ihrer Fruchtbarkeit meistern.

Betonung eines langfristigen Ansatzes: Die Verbesserung der Fruchtbarkeit ist ein vielseitiger und dynamischer Prozess, der ein langfristiges Engagement für ganzheitliche Praktiken und nachhaltige Änderungen des Lebensstils erfordert. Die Erkenntnis, dass Fortschritte Zeit, Geduld und Ausdauer erfordern, ist entscheidend, um eine positive Einstellung zu bewahren und während des gesamten Prozesses motiviert zu bleiben. Ein langfristiger Ansatz zur Verbesserung der Fruchtbarkeit beinhaltet allmähliche, konsequente Änderungen Ihrer Ernährung, Ihres Sportprogramms, Ihrer Stressbewältigungstechniken und Ihrer allgemeinen

Lebensgewohnheiten, um ein günstiges Umfeld für die reproduktive Gesundheit und das Wohlbefinden zu schaffen.

Ermittlung zuverlässiger Online-Ressourcen: Im digitalen Zeitalter bieten Online-Ressourcen eine Fülle von Informationen und Unterstützung für Menschen, die einen natürlichen Weg zur Elternschaft suchen. Bei der Auswahl von Online-Quellen für die Beratung zur Fruchtbarkeitssteigerung ist es wichtig, auf Zuverlässigkeit, Glaubwürdigkeit und evidenzbasierte Verfahren zu achten. Suchen Sie nach seriösen Websites, Blogs, Foren und Social-Media-Kanälen, die von qualifizierten Fachleuten, Forschern oder Organisationen betreut werden, die auf reproduktive Gesundheit, Naturheilkunde oder ganzheitliche Therapien spezialisiert sind. Zuverlässige Online-Ressourcen können eine Fülle von Wissen, Tipps, Hilfsmitteln und Erfolgsgeschichten bieten, die Sie auf Ihrem Weg zur Elternschaft inspirieren, informieren und stärken können.

Einführung in weiterführende Literaturempfehlungen: Für diejenigen, die sich auf die Suche nach natürlichen Wegen zur Elternschaft begeben, kann weiterführende Lektüre tiefere Einblicke, praktische Strategien und motivierende Geschichten bieten, die die Möglichkeiten und Potenziale der ganzheitlichen Fruchtbarkeitsförderung beleuchten. Die Lektüre eines breiten Spektrums von Büchern, Artikeln, Forschungsarbeiten und Veröffentlichungen zu Themen wie Naturheilkunde, Ernährung, Bewegung, psychische Gesundheit, alternative Therapien und

Reproduktionsmedizin kann Ihr Verständnis erweitern, neue Ideen hervorbringen und Sie für Ihre eigene Fruchtbarkeitsreise inspirieren. Indem Sie sich mit zusätzlichem Lesematerial befassen, das von Experten, Praktikern und Personen empfohlen wird, die mit natürlichen Methoden zur Verbesserung der Fruchtbarkeit Erfolg hatten, können Sie wertvolle Perspektiven gewinnen, Ihre Wissensbasis erweitern und Ihr Engagement für die Verwirklichung Ihres Traums von der Elternschaft stärken.

Unterstützung der kontinuierlichen Aufklärung und Beratung im Bereich der Fruchtbarkeitsmedizin

Kontinuierliche Weiterbildung ist ein Eckpfeiler auf dem Weg zur Verbesserung der Fruchtbarkeit für Paare, die von ungewollter Kinderlosigkeit betroffen sind. Die Bedeutung der Fruchtbarkeitsschulung dient als Leuchtturm des Wissens für diejenigen, die sich mit reproduktiven Herausforderungen auseinandersetzen. Die Integration der Forschung in den Bereich der Fruchtbarkeitsbehandlung wirkt als Katalysator für Fortschritte und Durchbrüche in diesem Bereich. Die Unterstützung der Gemeinschaft in Fragen der Fruchtbarkeit schafft nicht nur eine Plattform für gemeinsame Erfahrungen, sondern stärkt auch das Gefühl der Zugehörigkeit und des Verständnisses zwischen Menschen, die mit ähnlichen Problemen zu kämpfen haben.

Die Förderung des Engagements für die Fruchtbarkeitsgesundheit ist von entscheidender Bedeutung für den Abbau gesellschaftlicher Tabus und Missverständnisse im Zusammenhang mit Unfruchtbarkeit und ebnet den Weg für ein integrativeres und solidarischeres Umfeld. Die Nutzung verschiedener Instrumente und Kanäle für die Verbreitung von Informationen zur Fruchtbarkeit trägt dazu bei, den Menschen die notwendigen Ressourcen und Anleitungen an die Hand zu geben, damit sie fundierte Entscheidungen über ihre reproduktive Gesundheit treffen können. Durch eine Kultur des kontinuierlichen Lernens und des Wissensaustauschs im Bereich der Fruchtbarkeitssteigerung sind Paare besser gerüstet, um die Komplexität der ungewollten Kinderlosigkeit mit Widerstandskraft, Hoffnung und einem unerschütterlichen Engagement für die Verwirklichung ihres Traums von Elternschaft zu meistern.

Hoffnung und Kraft für das Streben nach Elternschaft wecken

Die Erkenntnis, dass der individuelle Weg zur Elternschaft eine zutiefst persönliche und ermutigende Reise ist, die über konventionelle Normen und Erwartungen hinausgeht. Durch die Förderung der Selbstbestimmung durch Wissen und Verständnis für die verschiedenen Wege zur Gründung einer Familie können Menschen, die mit Unfruchtbarkeit zu kämpfen haben, Trost und Kraft finden. Es ist wichtig zu erkennen, dass eine erfolgreiche Elternschaft über die biologische Geburt hinausgeht und verschiedene Wege wie

Adoption und Leihmutterschaft umfasst, die jeweils ihre eigenen Vorzüge und Herausforderungen haben.

Bei dieser tiefgreifenden Expedition ist es von entscheidender Bedeutung, inmitten der Achterbahn der Gefühle Hoffnung und Durchhaltevermögen zu bewahren. Die Förderung der Selbstfürsorge und die Priorisierung des psychischen Wohlbefindens sind Anker, die angesichts der Hindernisse für Stabilität und Widerstandsfähigkeit sorgen. Die Anerkennung der Einzigartigkeit und der Herausforderungen der eigenen Fruchtbarkeitsreise fördert das Gefühl der Handlungsfähigkeit und der Befähigung, fundierte Entscheidungen zu treffen und sich aktiv an Entscheidungsprozessen zu beteiligen.

Wenn Menschen die Grenzen der Elternschaft neu definieren, wird die Einschätzung der eigenen Belastbarkeit und des eigenen Optimismus zu einem entscheidenden Faktor bei der Bewältigung der komplexen Herausforderungen der Fruchtbarkeit. Die Förderung von emotionaler Unterstützung, professioneller Beratung und einem ausgewogenen Lebensstil hilft den Betroffenen, eine solide Grundlage für ihre Reise zu schaffen. Durch die Bereitstellung zusätzlicher Ressourcen für eine kontinuierliche Unterstützung, z. B. Gemeinschaftsgruppen, Beratungsstellen und therapeutische Dienste, können die Betroffenen in ihrem Streben nach Elternschaft Halt und Solidarität finden.

www.ingramcontent.com/pod-product-compliance
Lightning Source LLC
LaVergne TN
LVHW091321150826
845673LV00006B/1715

* 9 7 8 3 3 8 4 1 9 4 7 8 7 *